# 脊柱四肢常见疾病针刀治疗学

主编 王世轩 **副主编** 周建国 赵双利

北方联合出版传媒（集团）股份有限公司

辽宁科学技术出版社

**图书在版编目（CIP）数据**

脊柱四肢常见疾病针刀治疗学 / 王世轩主编. -- 沈阳：
辽宁科学技术出版社，2024.9. -- ISBN 978-7-5591-3703-6

Ⅰ. R245.31

中国国家版本馆 CIP 数据核字第 2024VV1290 号

---

出版发行：辽宁科学技术出版社
　　　　　（地址：沈阳市和平区十一纬路25号　邮编：110003）
印　刷　者：沈阳丰泽彩色包装印刷有限公司
经　销　者：各地新华书店
幅面尺寸：170mm×240mm
印　　张：8.5
字　　数：200千字
出版时间：2024 年 9 月第 1 版
印刷时间：2024 年 9 月第 1 次印刷
责任编辑：吴兰兰
封面设计：颖溢
版式设计：颖溢
责任校对：王春茹

---

书　　号：ISBN 978-7 -5591-3703-6
定　　价：80.00 元

投稿热线：024-23284363
邮购热线：024-23284502
E-mail:2145249267@qq.com
http://www.lnkj.com.cn

# 编委会

**主　编**

王世轩

**副主编**

周建国　赵双利

**编　委**

李　放　解　帅　金光一　王东海
张彦龙　张静宜　孙成涛　金　鹏
曹　廷　张　健

# 前言

　　在浩瀚的医学领域中，针刀医学如同璀璨的星辰，以其独特的魅力和价值，照亮了人类与疾病抗争的道路。针刀医学源于古老的中医智慧，而又超越中医。它汲取了中医的精髓，又巧妙地结合了现代医学理论，融入了现代医学技术，成为一种兼具传统与创新的医学体系，是中医学与现代医学的完美结合。

　　针刀医学以"通络止痛、调和气血"为治疗核心，旨在恢复人体内环境的平衡与和谐。它灵活运用针与刀的双重作用，一方面通过刺激穴位、疏通经络，调和气血；另一方面借助刀的切割作用，对紧张、痉挛的软组织进行松解，从而达到缓解疼痛的目的。

　　随着现代生活节奏的加快，脊柱四肢常见疾病逐渐成为人们日常生活中不可忽视的问题。这些疾病不仅给患者带来身心上的痛苦，还严重影响了患者的生活质量。《脊柱四肢常见疾病针刀治疗学》一书深入浅出地从功能解剖、生理病理、临床诊断以及针刀治疗等方面针对脊柱四肢常见疾病进行阐述，特别是在针刀治疗部分，包含了作者的临床心得和体会，希望能为广大读者提供借鉴。

　　由于作者编写水平有限以及编写时间仓促，难免有不当之处，还望各位同行不吝斧正！

王世轩

2024年2月5日

# 目录

## 第四章　下肢针刀

# 第一章

# 颈部针刀

# 第一节　颞下颌关节功能紊乱

颞下颌关节功能紊乱是指颞下颌关节及其周围的肌肉、韧带等器质性损伤，导致颞下颌关节功能失调。临床表现为颞下颌关节运动异常，开口或咀嚼时关节区疼痛，严重者可引起颞下颌关节强直。发病率为20%～40%，好发于20～40岁的青壮年人，女性多于男性，常发生在一侧，也可两侧同时发病。

## 【功能解剖与病因病理】

### 一、功能解剖

颞下颌关节是由颞骨的下颌窝和下颌骨的髁状突及位于二者之间的关节纤维软骨盘所组成的左右联动的关节，为颅骨的滑膜关节，主司张口、闭口和咀嚼（图1-1、图1-2）。

1. 关节囊：上方附着于下颌窝和关节结节，下方附着于下颌颈，包裹整个关节，形成密闭的腔隙，是由纤维结缔组织组成韧性较强的囊性结构，前方关节囊薄而松弛，易向前脱位，囊外有下颌韧带加强。颞下颌关节是人体中唯一不受外伤即

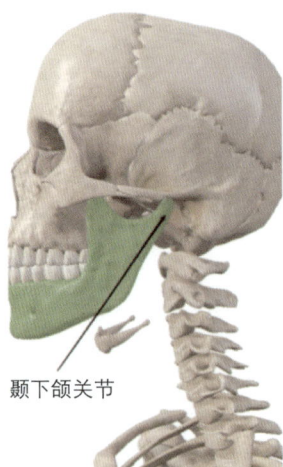

颞下颌关节

图1-1

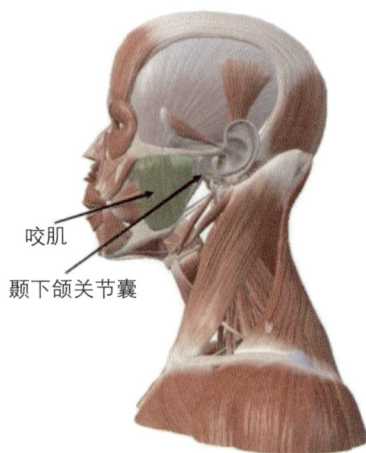

咬肌

颞下颌关节囊

图1-2

可脱位，而脱位时关节囊又不撕裂的关节。关节囊内衬滑膜层，分泌滑液，减少张口咀嚼活动时的摩擦，并可营养关节软骨。

2. 关节盘：位于髁状突和关节窝之间，呈卵圆形而两面凹陷的纤维软骨盘，可分为前、中、后带，中带最薄，关节盘中央可有小穿孔，但是由于滑膜覆盖，上下关节腔不相通。向前附着于翼外肌的上腹侧，关节盘向后有一韧带，称为双板区，其作用是将关节盘固定于髁状突边缘—颞骨的关节囊上。关节盘的存在具有稳定、抗摩擦力的作用。

3. 韧带：主要有3条韧带，即颞下颌韧带、蝶下颌韧带、茎突下颌韧带。颞下颌韧带起于颧弓和关节结节，向下、后呈扇形集中止于髁突、关节盘外侧和髁突颈部的外侧和后缘。具有防止关节向侧方脱位，限制过度向下、后运动，允许髁突向前滑动的功能。蝶下颌韧带起于蝶骨角棘，止于下颌小舌。髁突向前滑动时，颞下颌韧带松弛，下颌主要有颞下颌韧带悬挂，具有保护进入下颌孔的血管和神经的作用。茎突下颌韧带起于茎突，止于下颌角和下颌支后缘，具有防止下颌过度向前移位的作用。

4. 肌肉：颞肌位于颞窝部皮下，为一扇形扁肌，起于颞窝内，止于下颌骨冠突，前部肌束具有上提下颌骨功能，后部肌束拉下颌骨向后，稳定下颌骨。咬肌位于起自颧弓，止于下颌角外表面和下颌支的下半部，具有提升下颌骨的功能。

5. 颞下颌关节的运动：包括转动和滑动运动，基本形式有开闭口、前伸、后退及侧向运动。最大开口时，髁突在关节结节前斜面下方做转动运动，如果此阶段双侧翼外肌下头过度收缩，使髁突超过关节结节，则造成颞下颌关节脱位。

## 二、病因病理

1. 病因：本病的病因尚不十分清楚，可分为关节创伤和劳损因素、咬合因素、遗传因素、精神因素、医源性因素等。其中劳损因素主要包括夜间磨牙，用力咬牙或有局部创伤史等；咬合因素主要包括咬合关系紊乱，如牙尖过高、牙齿过度磨损、磨牙缺失、假牙位置不良；遗传因素主要包括颌骨发育、牙齿咬合发育或者口腔功能异常，关节韧带发育不良等；精神过度紧张，容易激动等也可影响本病。本病常由多种病因共同作用发病。

2. 病理：与颞下颌关节各骨及周围软组织平衡及双侧关节协调性有密切关系。在各种病因的共同作用下，造成组成颞下颌的骨质发生病理性改变，关节附属结构（关节囊、韧带、相关肌肉）发生劳损，日积月累，引起周围软组织产生结节、瘢痕和粘连等病变，导致出现颞下颌的肌力平衡失调，双侧颞下颌关节运动不协调而产生一系列症状。总之，在各种因素作用下，产生骨质改变，各相关肌群痉挛紧张，关节软骨盘磨损，周围韧带粘连，关节囊挛缩而导致运动功能紊乱产生的一系列临床症状。

# 【诊断】

## 一、诊断要点

1. 症状：颞下颌关节疼痛，以局部钝痛为主，关节运动时疼痛加重，与运动幅度和力度呈正相关。

2. 体征：关节弹响或摩擦音，在关节运动时，可出现一侧或者双侧关节弹响或摩擦音，弹响声初期为轻微、清脆的单响声。

3. 关节运动障碍：主要为张口受限，即开口小于正常，口型异常，即张口时下颌中线偏斜或扭曲，张口运动绞锁等。

## 二、鉴别诊断

本病需与神经性疼痛、血管性疼痛相鉴别。

1. 神经性疼痛：可能是颈枕，三叉或舌咽神经痛引起，本病女性发病率较高，疼痛特点是突然发作，发作时不愿接触面部，轻触即感刺痛，有缓解期。

2. 血管性疼痛：可能是偏头痛。偏头痛是在头痛前期大脑血管收缩，紧接着是头痛期的血管扩张，一般单侧发病，疼痛时间很少超过24h，麦角胺是治疗偏头痛的特效药。而颞下颌关节紊乱的疼痛在晨起、晚间或咀嚼时疼痛，症状一般持续时间较长，张口受限常是急性功能紊乱的早期症状，肌肉扪诊时，常伴发双侧咀嚼肌的深部扪痛。大约85%的患者存在关节摩擦音或者弹响。

# 【治疗】

## 一、针刀治疗

1. 体位：患者仰卧位，患侧朝上。

2. 定点：咬肌起止点及行经路线上的结节条索；颞下颌关节凹关节囊及韧带粘连瘢痕和挛缩处（图1-3、图1-4）。

3. 消毒：在治疗部位，碘伏消毒3遍，然后铺无菌洞巾，使治疗点正对洞巾中间。

4. 麻醉：1%利多卡因局部浸润麻醉，每个治疗点注射药物1mL。

5. 操作：①咬肌起止点及行经路线：在颧弓咬肌起点和止点处定点，刀口线与人体纵轴平行，针刀体与皮肤垂直，针刀经皮肤、皮下组织直达骨面。纵向疏离、横向剥离各3刀，横向松解须调转刀口90°，沿骨面向下铲剥1~3刀，范围不宜过大。在咬肌表面，硬结和条索处定点，刀口线与咬肌纵轴平行，针刀体与皮肤垂直，快速进针刀，刀下有韧性感时，表示到达病

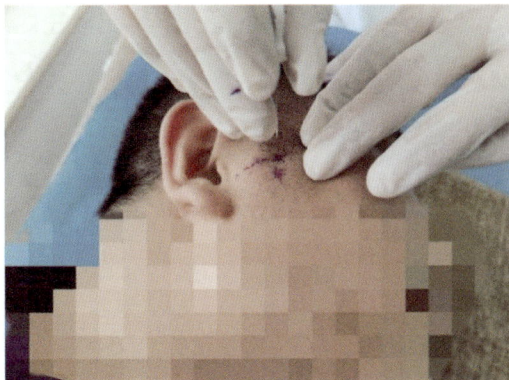

图1-3

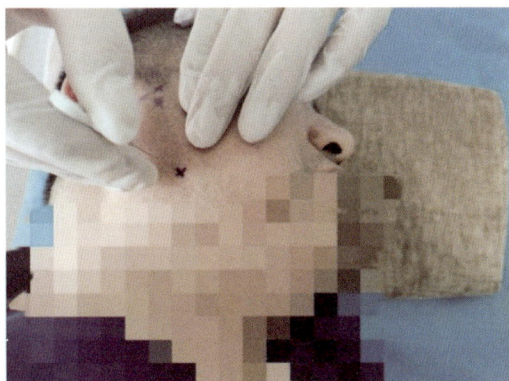

图1-4

处，再进针刀0.5cm，纵向疏离、横向剥离各3刀，范围控制在0.5cm内。操作后创可贴覆盖针眼。②关节囊起止点：张口触摸到颞下颌关节凹陷上缘颞骨关节窝和下颌骨髁突定点，刀口线与人体纵轴平行，针刀体与皮肤垂直，针刀经皮肤、皮下组织直达骨面。纵向疏离、横向剥离各3刀，横向松解须调转刀口90°，沿骨面向下铲剥1~3刀，范围不宜过大。③颞下颌外侧韧带：在张口触摸到颞下颌关节凹陷上缘颞骨关节窝向前0.8cm处定点，刀口线与人体纵轴平行，针刀体与皮肤垂直，针刀经皮肤、皮下组织直达骨面。纵向疏离、横向剥离各3刀，横向松解须调转刀口90°，沿骨面向下铲剥1~3刀，范围不宜过大。④术毕，拔出针刀，局部压迫止血3min后，创可贴覆盖针眼。

## 二、临床操作要点及注意事项

在操作时，一般让患者保持半张口姿势，针刀操作时注意控刀，不可过深损伤深层结构。

## 三、辅助疗法

手法治疗：不论一侧或两侧均用同一手法，即医者双手戴手套，两拇指伸入患者口腔扣住下颌骨，其他四指扶住下颌，带动下颌上下左右各摆动数次。然后，嘱患者尽量张口，医者趁势下压几次下颌骨。

# 第二节　颈椎病

颈椎病是一种以退行性病理改变为基础的疾患。主要由于颈椎长期劳损、骨质增生，或椎间盘突出、韧带增厚，致使颈椎脊髓、神经根或椎动脉受压，出现一系列功能障碍的临床综合征。表现为颈椎间盘退变及其继发性的一系列病理改变，如椎节失稳、松动；髓核突出或脱出；骨赘形成；韧带肥厚和继发的椎管狭窄等，刺激或压迫了邻近的神经根、脊髓、椎动脉及颈部交感神经等组织，并引起一系列症状和体征的综合征。

## 【功能解剖与病因病理】

### 一、功能解剖

颈椎共有7节椎骨，椎骨间通过椎间盘、韧带和周围的肌肉连接。其中第一、二、七颈椎结构比较特殊（图1-5～图1-8）。

1. 第一颈椎（C1）：又称寰椎，它没有椎体和棘突，由前后弓和侧块组成。前弓较短，其后（内）面中部有关节面与第二颈椎的齿状突构成寰齿关节；前面中部有前结节，是两侧颈长肌的附着处。后弓较长，其后方有一结节为后结节，它突向

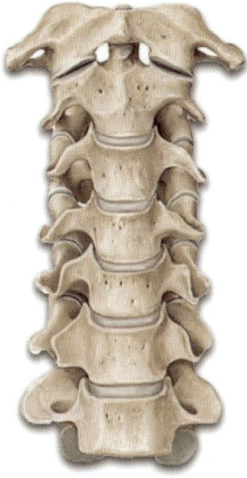

图1-5

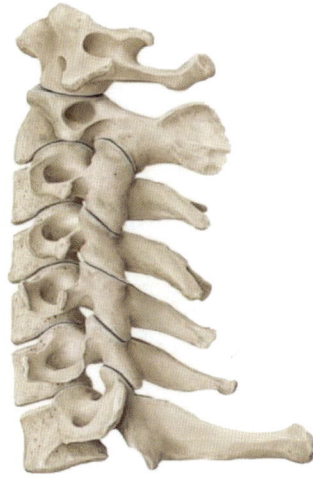

图1-6

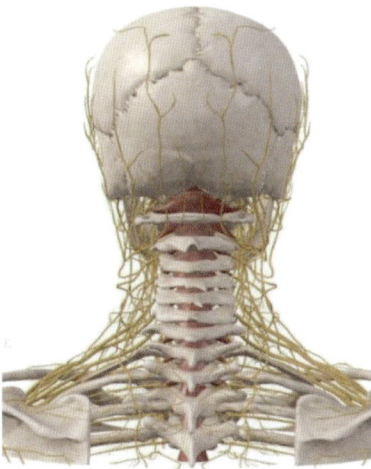

图1-7

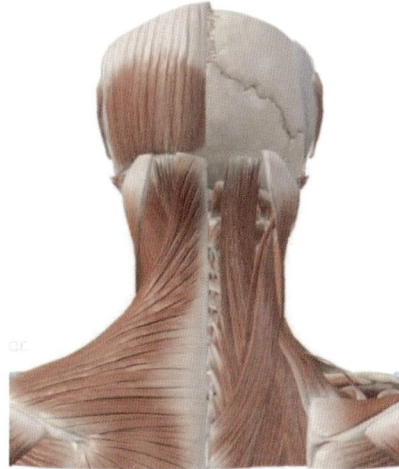

图1-8

上、后方，是两侧头小直肌的附着处。后弓上面两侧近侧块部各有一沟，称椎动脉沟；椎动脉上行出横突孔，绕过侧块，跨过此沟，再穿过寰枕后膜，经枕骨大孔而进入颅腔。侧块上方有椭圆形凹陷的关节面，朝向内、前、上方，与枕骨髁构成关节；侧块下方有较平坦的关节面，朝向前、下、稍内方，与第二颈椎的上关节面构成寰枢关节。侧块的外方有横突，能作为寰椎旋转运动的支点，比其他颈椎的横突既长且大。

2. 第二颈椎（C2）：又称枢椎。它和一般的颈椎相似，但椎体上方有齿状的隆突称为齿突，此齿突可视为寰椎的椎体。齿突根部的后方，有寰横韧带，但此韧带较细小；齿突前方有一关节面与寰椎前弓构成寰齿关节。上关节面位于椎体和椎弓根连结处上方的粗大稍突出的骨块上，朝向上、后、稍外方，与寰椎的下关节面构成寰枢关节；第二颈脊神经位于该关节的后方，与下位颈脊神经和椎间关节的位置关系不同。枢椎的椎板较厚，棘突较其下位者长而粗大，在X线片上看到上部颈椎有最大棘突者即为第二颈椎。枢椎的横突较小，方向朝下，只具有一个明显的后结节。

3. 第七颈椎（C7）：除了它伸向后方的棘突很长外，其余的结构和普通颈椎相同。由于其棘突很长，末端不分叉而呈结节状，隆突突出皮下而被称为隆椎，它随着颈部的转动而转动，是临床上作为辨认椎骨序数的标志。我们在低头时看到和摸到颈部最高突起的部位，就是第七颈椎，这是第七颈椎的生理特点。

颈椎的连接主要有3种方式：第一，椎间盘，即椎间纤维软骨盘，是椎体之间的主要连接方式；第二，颈椎的椎间关节，包括普通颈椎的关节突关节、钩椎关节；第三，颈椎的韧带，在颈椎椎体及椎弓周围有一系列韧带对颈椎的固定及限制颈椎的运动有重要作用。

正常情况下，颈椎呈现生理性前凸，颈椎生理曲度的存在，能增加颈椎的弹性，减轻和缓冲重力的震荡，防止对脊髓和大脑的损伤。由于长期坐姿、睡姿不良和椎间盘髓核脱水退变时，颈椎的前凸可逐渐消失，甚至可变直或呈反张弯曲，即向后凸，成为颈椎病X线片上较为重要的诊断依据之一。

## 二、病因病理

颈椎病的形成原因包括局部损伤、慢性劳损等导致颈部肌肉、韧带、筋膜功能减弱，肌肉纤维及韧带轻微、少量撕裂、断裂和出血，动力失衡，形成恶性循环。在不断地损伤和修复过程中，软组织发生粘连，微循环出现障碍并影响运动功能。颈椎退行性变所导致的椎间盘变性突出、椎体后缘骨质增生、钩椎关节增生骨赘形成、关节突关节增生骨赘形成或黄韧带肥厚等，引起椎间孔或横突孔变形狭窄以及颈椎不稳定，以致直接刺激或压迫影响血液循环，使颈椎脊髓、神经根、椎动脉或交感神经发生功能障碍，从而出现一系列相应的临床症状。

# 【诊断】

## 一、诊断要点

1. 颈部疼痛伴上肢放射性疼痛，手指麻木。

2. 颈部活动受限，颈项部肌肉紧张，颈部广泛压痛。

3. 上肢皮肤感觉下降或过敏。

4. 上肢肌力下降甚至肌肉萎缩，上肢肌腱反射减弱，臂丛神经牵拉试验阳性，压顶试验阳性。

5. X线片显示颈椎生理曲度改变，椎间孔变窄，钩椎关节、关节突关节增生。计算机断层扫描（CT）或磁共振成像（MRI）可见间盘突出、椎管及神经根管狭窄。

## 二、鉴别诊断

### （一）神经根型颈椎病的鉴别诊断

1. 胸廓出口综合征：包括前斜角肌综合征、肩锁综合征及肋锁综合征等。是由先天性畸形、外伤瘢痕、骨痂或肿瘤等在上述解剖部位压迫臂丛神经或锁骨下血管而表现的神经、血管症状。X线片可发现颈肋、锁骨与第一肋骨间隙狭窄等。锁骨下血管造影有助于诊断。

2. 肌萎缩性侧索硬化症：是一种原因不明的运动神经元疾病。表现为进行性肌肉萎缩，从手向近心端发展，最后可侵及舌肌和咽部。与颈椎病不同点包括对称性发病；感觉正常，感觉神经传导速度也正常；无神经根性疼痛。

3. 颈神经根肿瘤：临床表现为进行性根性疼痛，有典型节段性损害体征。可借助MRI进行诊断。

### （二）脊髓型颈椎病的鉴别诊断

1. 颈椎骨折、脱位、结核和肿瘤所致的脊髓压迫症：可参阅相关章节。

2. 后纵韧带骨化症：骨化的后纵韧带可为节段性或连续性，当骨化的后纵韧带厚度超过颈椎椎管的30%时，即可出现脊髓压迫症状。在X线片的侧位像及CT上可明确显示此种病变，诊断较容易。MRI可反映脊髓受压的情况及有无变性。

### （三）椎动脉型和交感神经型颈椎病的鉴别诊断

本型的主要特点之一是可能发生眩晕，与颈椎不稳定和椎动脉旁骨质增生，在活动头颈部时牵拉、刺激椎动脉，使其痉挛，导致一过性脑缺血有关。故应注意与各类眩晕相鉴别。

1. 能引起眩晕的疾病：眩晕可分为脑源性、耳源性、眼源性、外伤性及神经官能症等。颈椎病所致眩晕属脑源性。常见耳源性眩晕有梅尼埃病（Meniere Disease）；链霉素致内耳前庭损害；头部外伤所致眩晕；神经官能症性眩晕。

2. 冠状动脉供血不足：与交感神经型颈椎病有相同的心前区痛、心律失常等表现，但前者没有上肢节段性疼痛和感觉异常。心电图检查有病理性改变，使用血管扩张剂可缓解症状。

3. 锁骨下动脉缺血综合征：有椎—基底动脉供血不足表现，患侧上肢乏力、沉重、疼痛及麻木。检查可发现患侧上肢血压低于健侧，桡动脉搏动减弱及患侧锁骨处可闻及血管杂音。此病与椎动脉型颈椎病的鉴别方法主要是行椎动脉造影，如发现锁骨下动脉起始段狭窄或闭塞，伴患侧椎动脉血液向锁骨下动脉远端逆流，则确认诊断。

## 【治疗】

## 一、针刀治疗

小针刀治疗颈椎病，主要是针对颈椎的软组织，通过针刀松解来解除或减轻颈部活动受限的症状，以恢复颈椎的动力平衡。

### （一）适应证

1. 粘连或变性的软组织：凡外伤性或病理性损伤所引起的软组织粘连。

2. 颈椎周围肌肉、韧带钙化：韧带钙化所引起的疼痛或功能障碍，可应用小针刀将其松解，促使其逐渐吸收，恢复周围软组织功能活动。

3. "阿是穴"：病变的颈椎周围往往存在一些具有明显疼痛，或者反应剧烈的压痛点，通过小针刀对这些点进行处理可有效改善相关部位或者区域的症状。

## （二）禁忌证

1. 一般禁忌证：

（1）伴有血象异常或发热者。

（2）严重的心脑血管疾病、肿瘤，如心肌梗死、晚期肿瘤患者。

（3）有出血倾向及凝血功能障碍者，如血友病等。

（4）施术部位有感染、脓肿和肌肉坏死者。

（5）施术部位有重要神经、血管和脏器而难以避开者。

（6）年老体弱和高血压患者要慎用。

（7）惧针而晕针者。

（8）糖尿病患者血糖控制不佳者。

2. 颈椎病治疗的禁忌证：

（1）颈部结核、肿瘤所造成的颈部症状。

（2）表现于颈部的风湿、类风湿性疾病的急性期。

## （三）小针刀的操作方法

1. 定点：患病椎体横突前、后结节处的压痛点，颈部周围肌肉软组织中的结节与条索状物以及阳性反应点（图1-9、图1-10）。

2. 操作：横突周围的松解是以横突末端体表投影为刺入点，使刀口线与颈椎纵

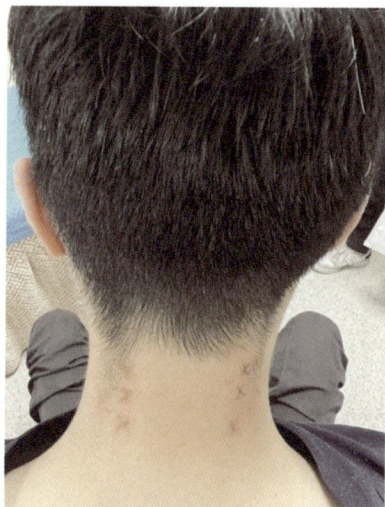

图1-9

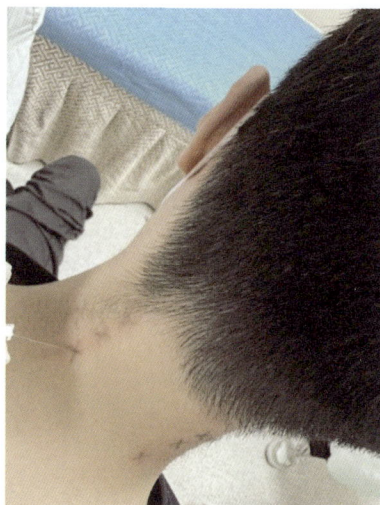

图1-10

轴平行，将针体垂直于横突后结节或前结节骨面刺入，深达骨面，将针刀刀刃移至横突前结节或后结节，沿着骨面切割几下，松解横突上附着的软组织，直到针刀触及部位软组织张力下降后出针，按压针孔3min。对于病变椎体上、下棘突之间的治疗点，使刀口线与颈椎纵轴平行，针体垂直于后关节突骨面刺入，到达骨面后，将刀刃移至病变的关节囊，再将针刀刀口线调转90°进行切割2~3刀，然后出针，按压针孔3min。

# 第三节　枕大神经卡压综合征

枕大神经卡压综合征临床十分常见，枕大神经穿斜方肌至皮下分布于后枕部的皮肤。在枕大神经走行的路径上被肌肉筋膜等软组织卡压后，其支配区域的感觉和运动会发生功能异常。

## 【功能解剖与病因病理】

### 一、功能解剖

枕大神经由第二颈神经后支的分支延伸而成，在斜方肌的起点浅出上行，分布于枕部皮肤。运动支分布于头长肌、头夹肌、头半棘肌，支配其运动，其感觉范围向前延伸至前额、眶上部。颈后部肌肉由浅至深为斜方肌、头夹肌、头半棘肌、颈半棘肌、多裂肌和回旋肌。在斜方肌与胸锁乳突肌形成联合的部位，张力比较大，枕大神经在此处易受压（图1-11、图1-12）。

### 二、病因病理

颈部肌肉反复、慢性劳损导致斜方肌与胸锁乳突肌联合腱弓张力增大，枕大神经行于之下，而这些部位软组织的粘连、增生等改变，都将挤压枕大神经，产生一系列症状和体征。

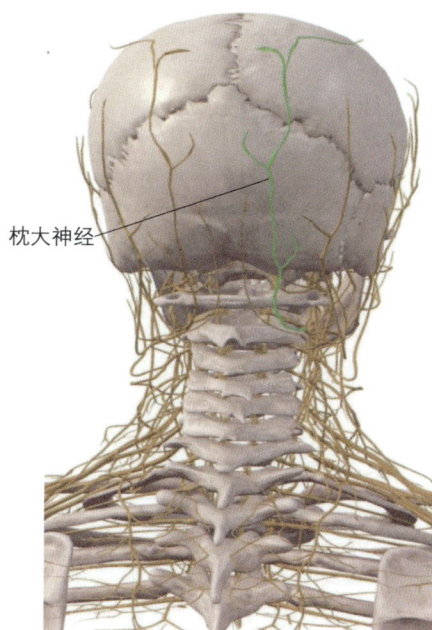

图1-11

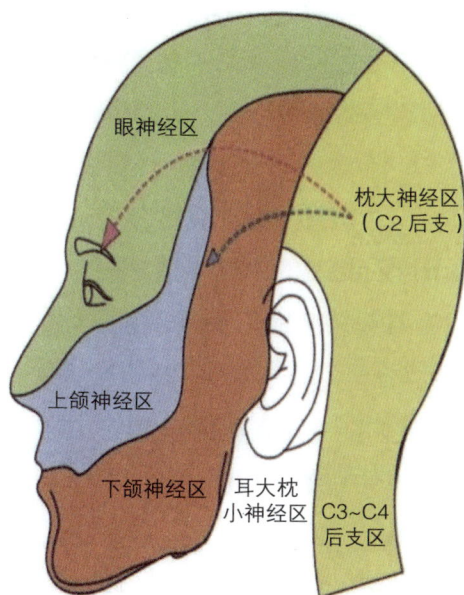

图1-12

# 【诊断】

## 一、诊断要点

1. 病史：颈部、后枕部肌肉软组织劳损病史，或者颈部有外伤病史，反复头痛、偏头痛病史。

2. 症状：头痛、偏头痛，疼痛在头后、枕颞部；有时可波及额部外侧面，头皮紧箍感表现为头皮有一种经常性的紧缩感。感觉障碍，指神经支配区有麻木等异样感觉。

3. 体征："风池"穴有明显压痛，位于第二颈椎（C2）棘突与乳突连线的中点，耳后的凹陷处。寰枢椎棘突、横突压痛明显。部分患者按压枕大神经出口时，有麻木感。

4. 影像学检查：应摄取颈椎X线片，常规拍摄正位、侧位、双斜位、开口位。

## 二、鉴别诊断

枕大神经卡压综合征往往易与颈椎病、神经官能症等疾病引起的头痛相混淆，应与鉴别。

# 【治疗】

## 针刀治疗

1. 禁忌证：急性炎症者为禁忌证。

2. 体位：俯卧位，胸下垫枕，双手抱枕；嘱患者尽量屈颈低头，将下颌部抵于枕上，保证其呼吸道畅通。

3. 体表标志："风池穴"为乳突与第二颈椎棘突连线中点的凹陷处。

4. 定点：

（1）枕大神经出口点：位于枕外隆凸至乳突尖连线的中、上1/3交界处（图1-13）。在定点时首先找到压痛点，然后再找到颈动脉的搏动点并避开动脉走行区域，在其内侧进行松解。

（2）枕大神经周围松解：枕大凹正中压痛点稍外侧，此处是枕大神经在到达出口之前，穿行于头半棘肌、头夹肌与斜方肌、胸锁乳突肌之间的联合腱弓及出口前的深、浅筋膜之间的部位，其切口线应在枕大神经走行的外侧。此处为枕大神经最主要卡压处。

（3）第一、第二颈椎周围软组织松解：第一颈椎横突尖，第二颈椎棘突顶端病侧骨缘，第一、第二颈椎棘间。松解头下斜肌附着点。

5. 消毒与麻醉：先用手指按压尝试触及骨质，然后注射器穿刺针直达骨面，回吸无血液，再注麻药。

6. 操作：通常针刀刀口线与被松解的肌腱相垂直，快速刺入皮肤，直达枕骨骨面。提起刀锋，至浅筋膜之浅面，再切开浅、深筋膜及其由该处经过的软组织，呈线状切开2～4刀；纵向疏通、横向

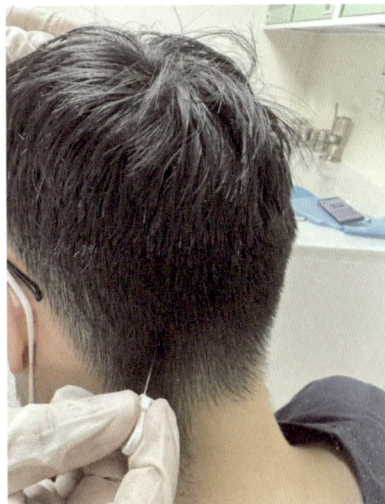

图1-13

剥离，深部软组织有明显的松动感后出刀。切开筋膜等组织时会听到切开硬韧组织的"咔咔"声。松解之后，可在局部进行按压止血，同时可配合手法增加松解的力度。

# 第四节　颈椎小关节紊乱症

颈椎小关节紊乱症是指颈椎的小关节超出正常的活动范围，小关节面之间发生微小的错位。颈椎的关节突较低，上下关节面角度偏小，关节囊较松弛，可以滑动，所以其稳定性较差，当颈部肌肉受到损伤或者其他因素导致其发生痉挛，均可使颈椎小关节超出正常的活动范围，导致颈椎小关节发生错位。因椎体发生错位的同时往往伴有一定程度的旋转移位，这就使椎间孔出现大小变化，而此时，颈椎失去了平衡导致失调。

## 【功能解剖与病因病理】

### 一、功能解剖

见颈椎功能解剖图（图1-14、图1-15）。

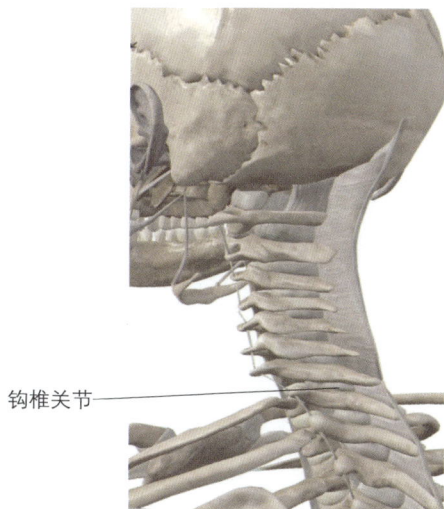

图1-14

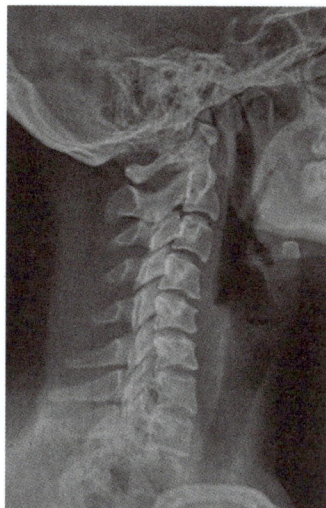

图1-15

钩椎关节

## 二、病因病理

由于颈椎的特殊解剖关系，故其稳定性较差，当颈部肌肉扭伤或受到风寒侵袭发生痉挛，睡眠枕头过高或在放松肌肉的情况下突然翻身，工作中姿势不良，颈部慢性劳损，舞台表演或游泳时做头部快速转动等特技动作时，均可使颈椎小关节超出正常的活动范围，导致颈椎小关节发生移位、错位，同时伴有椎体一定程度的旋转性移位，使上、下关节突所组成的椎间孔的横、纵径皆减小，导致颈椎平衡失调，颈椎失稳。颈椎小关节紊乱症较易复发，从而影响颈椎的稳定性，长期反复发作者可促使颈椎退行性改变，加速颈椎病的发展。

## 【诊断】

### 诊断要点

起病较急，颈项强直，疼痛，颈背部活动受限，或可出现头晕、视物不清、头痛、恶心等症状。病变颈椎棘突的一侧隆起或偏歪，椎旁有压痛点。

### 诊断依据

1. 伏案工作史，或有颈部外伤史。
2. 颈背部有酸痛不适感，压痛点集中在颈椎错位的节段周围。
3. 触诊可有颈椎曲度改变。
4. 颈部活动受限僵硬，颈部可触及条索状、结节状、粘连增厚点。
5. X线片显示：生理曲度消失甚至反弓。椎体序列出现明显不齐，椎体可侧方移位或倾斜移位。侧位X线片显示双边影。

## 【治疗】

### 针刀治疗

1. 体位：患者坐位或俯卧位，头前屈。
2. 定点：结合体格检查以及影像学检查确定松解点（图1-16、图1-17）。

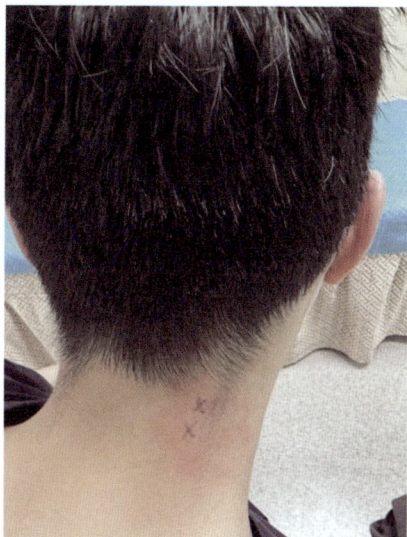

图1-16

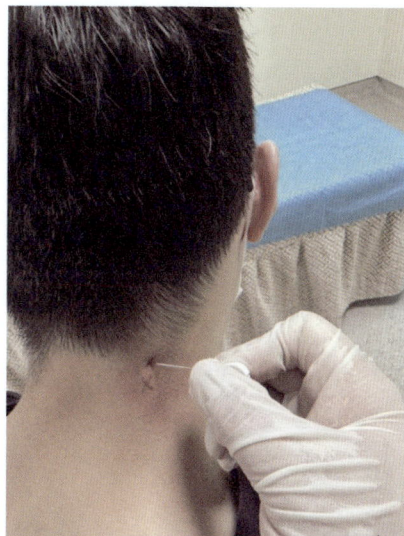

图1-17

3. 消毒：常规消毒，铺巾显露剥离点。

4. 操作：在病变颈椎横突和小关节，棘突上针刀与后中线平行，垂直皮肤进针刀，刺至骨面，沿骨质进行剥离2～3刀后出针。针刀剥离出针后，用无菌敷料覆盖。

# 第五节　前斜角肌综合征

前斜角肌综合征是指因外伤、劳损等后天因素及先天颈肋、高位肋骨等先天因素刺激前斜角肌，或因前斜角肌痉挛、肥大、变性等，引起臂丛神经和锁骨下动脉的血管神经束受压迫或刺激，而产生的一系列神经、血管受压迫的症状，表现为上肢痛、麻、肿、胀、凉、白、紫等。

## 【功能解剖与病因病理】

### 一、功能解剖

前斜角肌位于颈椎外侧的深部，起于第三至第六颈椎（C3～C6）横突的前结节，止于第一肋骨内缘斜角肌结节。中斜角肌在3条斜角肌中最大最长，起于第六颈椎横突的后结节，止于第一肋骨的上方，在斜角肌结节与锁骨下沟之间。在前、中斜角肌之间有一个三角间隙，间隙的底部是第一肋骨，臂丛与锁骨下动脉自此三角间隙通过（图1-18、图1-19）。

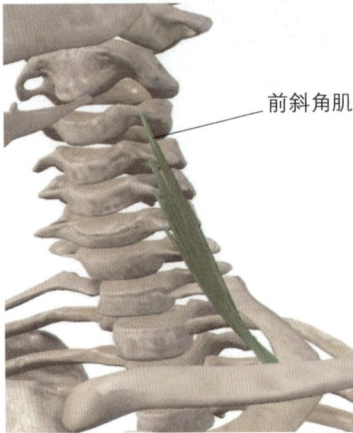

图1-18

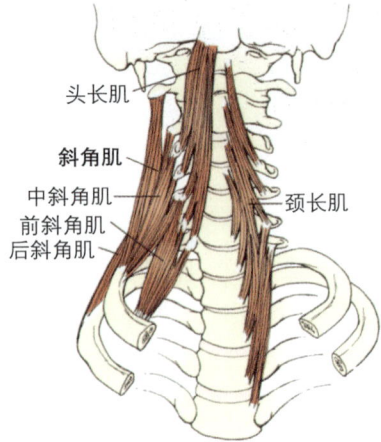

图1-19

## 二、病因病理

本病与神经血管束通过斜角肌构成的三角间隙有关。先天性畸形，即前中斜角肌融合成为一块，因此臂丛必须劈开前、中斜角肌的纤维穿过；前斜角肌肥大，可以是原发的，也可以是继发于臂丛受刺激而引起的前斜角肌痉挛；前斜角肌的附着点靠外，造成三角间隙的狭窄。以上3种情况均可使神经血管束受压产生斜角肌症候群。

## 【诊断】

### 一、诊断要点

1. 症状：患侧锁骨上窝稍显饱满，前斜角肌局部肿胀，常呈手托患肢或上举患肢而不敢下垂。患肢有放射性疼痛、麻木或触电感，以前臂及上肢尺侧及手指尤为明显。少数患者偶有交感神经症状，如瞳孔扩大、面部出汗、患肢皮温下降等，重者出现Horner综合征。早期因血管痉挛使动脉供血不足而造成患肢皮肤温度降低，皮肤颜色苍白；后期可因静脉回流受阻，而出现手指肿、胀、凉、白现象，严重时则呈紫色。臂丛神经长期受压，可出现患肢小鱼际肌萎缩，肌力减退，难以持重。

2. 体征：压痛。患侧前斜角肌肌腹增粗而痉挛，局部压痛明显，颈部活动受限，尤其向健侧旋转障碍明显。放射性麻痛。患侧上肢下垂时患侧放射性痛麻症状加重，手托患肢或上举手臂时痛麻症状可减轻或消失。

3. 特殊检查：Adson试验、超外展试验阳性，常见于血管受压；举臂运动试验、臂丛神经牵拉试验阳性，常见于神经受压。

## 二、鉴别诊断

1. 臂丛神经炎：多见于成年人。常在受寒、流感后急性或亚急性起病，疼痛首先在颈根部及锁骨上部，迅速扩展至肩后部，数日后即传导至上臂、前臂及手。开始时疼痛呈间歇性，不久即为持续性而累及整个上肢，患者采取上肢肘屈的姿势。上肢肌力减弱，肌肉萎缩及皮肤障碍常不明显。

2. 颈椎病：好发于40~60岁，男性多于女性。主要表现为不同程度的颈部疼痛，并向肩、臂、前臂和手指放射，伴有上肢感觉障碍和腱反射减弱，累及颈髓可有Hoffmann征，下肢肌张力增高，腱反射亢进或出现病理反射。

# 【治疗】

## 一、针刀治疗

1. 前斜方肌起止点：取仰卧位，颈下垫枕。分别于前斜方肌起点第五、第六颈椎横突前结节，第一肋骨上前斜方肌止点进针，刀口线与前斜角肌长轴一致，刀体与皮面垂直（图1-20、图1-21），快速刺入皮肤，依次缓慢推进通过皮下脂肪-浅筋膜—深筋膜—前斜角肌直达骨面。到达病灶，纵向疏通、横向剥离，刀下有松动感后出刀。

2. 前斜角肌肌腹：取仰卧位，颈下垫枕。于胸锁乳突肌与斜方肌上部之间的压痛和异常改变处进针，刀口方向与前斜角肌纤维走行一致，快速刺入皮肤，拇指、食指和中指捏住肌腹，缓慢进针，依次通过皮肤—皮下脂肪-浅筋膜—深筋膜—前

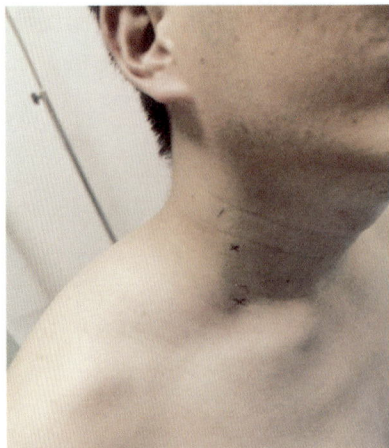

图1-20

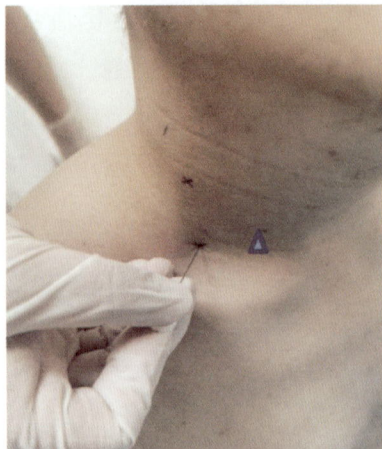

图1-21

斜角肌，纵向疏通、横向剥离，刀下有松动感后出刀。

## 二、临床操作要点及注意事项

快速刺入皮肤后，缓慢逐层刺入，前斜角肌止点前方有锁骨下静脉，后方有锁骨下动脉，应注意避开。方法是手指押按病变点，确定进针方向，开始操作（即押指法）。出针后再松开，在第六颈椎横突前结节施术，要向外推开颈部血管、神经。

## 三、辅助疗法

1. 手法治疗：按压阻滞，胸锁乳突肌后缘中点稍上处的副神经，中等力度、稍加揉动，每点30s；按揉，主要是第一至第六颈椎横突前结节的前、中斜角肌起点，及第一肋骨上的前、中斜角肌止点；牵拉，头部向对侧侧压，镇定。

2. 红光及超短波治疗，抗炎止痛。

第二章

# 腰背部针刀

# 第一节　腰椎管狭窄症

腰椎管狭窄症是一组慢性进行性脊髓、马尾及脊神经疾病。是由椎管发生的骨性和（或）纤维性狭窄引起的脊髓、马尾及脊神经根的压迫而出现相应的神经功能障碍。根据病因分类。原发性腰椎管狭窄（3%）：由于先天椎管发育不全，以致椎管本身和神经根管矢状径狭窄，使脊神经根或马尾神经遭受刺激和压迫，出现一系列临床症状；继发性腰椎管狭窄（97%）：由于后天因素（退变、外伤、失稳、畸形、新生物和炎症等）造成腰椎管内径小于正常值，产生一系列症状与体征。

## 【功能解剖与病因病理】

### 一、功能解剖

第一腰椎（L1）以下脊髓变为马尾神经，向下、后、外经神经根管出椎间孔。椎管狭窄、小关节退变、增生可使神经根管及椎间孔狭窄，刺激或压迫马尾神经，出现相应症状。

腰椎管解剖。前壁：椎体后面、椎间盘后缘及后纵韧带；侧壁：两侧椎弓根；后壁：椎板、后关节和黄韧带。椎管内有硬膜囊、硬膜外脂肪组织、血管及神经根，囊内第二腰椎（L2）以上为脊髓圆锥及神经根，L2以下为马尾神经（图2-1、图2-2）。

侧隐窝解剖。侧隐窝（Lateral Recess）：椎管向侧方延伸的狭窄间隙，主要存在于三叶形椎管，即存在于下位两个腰椎处。侧隐窝分为上下两部分，上部为骨关节部，下部为骨性部。侧隐窝上部为骨关

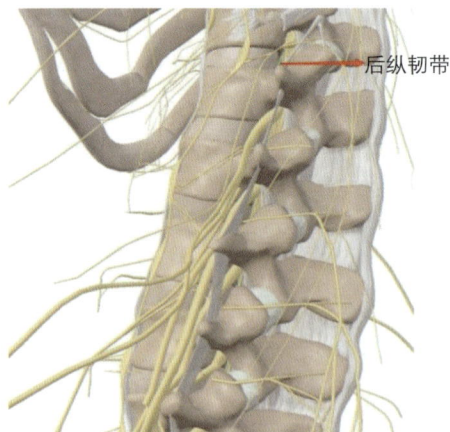

后纵韧带

图2-1

节部（椎间盘—黄韧带间隙）：其前为椎间盘纤维环、椎体上后缘。后为上关节突冠状部、关节囊、黄韧带及下关节突前缘外为椎间孔狭窄部。内向硬脊膜囊开放。侧隐窝下部为骨性部：其前为椎体后面，后为椎板峡部，内侧为硬膜囊，外侧为椎弓根。外下延续椎间孔内口，呈一扁三角形间隙。侧隐窝内含有离开硬膜囊后穿出椎间孔前的一段神经。

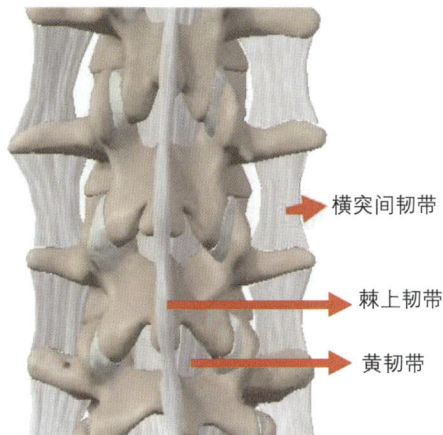

横突间韧带

棘上韧带

黄韧带

图2-2

## 二、病因病理

### （一）原发性腰椎管狭窄常见病因

1. 先天性小椎管。

2. 软骨发育不良。

3. 先天性椎弓峡部裂及滑脱。

4. 先天性脊柱裂。

### （二）继发性腰椎管狭窄常见病因

1. 退行性变的脊椎骨性增生、黄韧带肥厚、后纵韧带钙化、侧隐窝狭窄、椎间盘病变等。

2. 创伤因素致脊柱骨折所遗留的畸形。

3. 椎弓峡部裂致椎体滑脱。

4. 脊柱侧弯以及其他一些骨病。

### （三）根据临床症状和狭窄部位分类

1. 中央型腰椎管狭窄：又称马尾间歇性跛行。

2. 神经根型腰椎管狭窄：又称坐骨神经病变。

3. 混合型腰椎管狭窄：既有神经根受压，又有马尾神经受压。

（四）引起椎管狭窄的病理改变

1.椎体后缘骨质增生，后纵韧带肥厚、骨化，椎间盘后突。

2.关节突肥大增生，从后方造成侧隐窝狭窄，压迫神经根。

3.椎弓根短缩或内聚，造成椎管矢状径和横径狭窄。

4.黄韧带增厚，从侧方、侧后方及后方造成椎管狭窄。

# 【诊断】

## 一、诊断要点

1.症状：长期慢性腰臀部不适，间歇性跛行，腰过伸受限，呈进行性加重。

2.体征：体格检查早期无明显异常，后期可出现坐骨神经受压的体征。

3.影像学检查：X线、CT、MRI等可明确诊断椎管狭窄的程度。

## 二、鉴别诊断

1.腰椎间盘突出症：本病根性症状十分剧烈，且伴有相应体征改变。屈颈试验和直腿抬高试验多阳性，椎管狭窄症则是阴性，但椎管严重狭窄者可为阳性。必要时可行MRI或脊髓造影检查。

2.坐骨神经痛：腰部多无症状，腰椎后伸范围正常。压痛点主要位于环跳穴处，有典型的坐骨神经干受累症状。

3.本病应与下腰椎不稳症、增生性脊椎炎、腰椎其他先天性畸形、腰椎感染及慢性腰肌劳损等相鉴别。

# 【治疗】

## 一、针刀治疗

患者取俯卧位，暴露腰骶部。①棘间韧带：取病变椎间位置，针刀平行于后正中线，垂直于皮肤刺入，穿过棘上韧带后，调转针刀口线方向，使之垂直于后正中线，切割、剥离松解棘间韧带。②棘突旁：棘突旁1.5～2cm处为进针刀点，针刀平行于后正中线，垂直于皮肤表面刺入，摸索至横突骨面，松解附着于横突的肌肉、筋膜（图2-3、图2-4）。

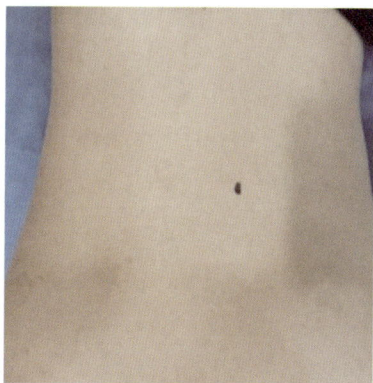

图2-3

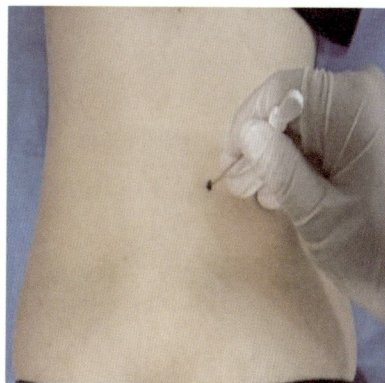

图2-4

## 二、临床操作要点及注意事项

1. 适当休息：腰椎做完小针刀治疗之后需要进行保护，在接下来的24h内适当休息，避免过度活动。

2. 注意清洁：可能会有轻微创伤，应该及时做好创面清洁工作，避免受到水的刺激，以免导致炎症感染，从而影响恢复。

## 三、辅助疗法

1. 针灸治疗：肾俞、命门、腰阳关、大肠俞、环跳、委中等。配合穴位注射（活血、营养神经药物），交替进行。

2. 功能锻炼：下肢肌力锻炼（勾脚绷腿）、五点支撑式等，以增强肌力；滚床锻炼（扩大椎管）。

# 第二节　慢性腰肌劳损

腰肌劳损是一种较模糊的诊断，是腰部肌肉韧带慢性劳损疼痛的统称，凡是腰部痛、酸、麻、胀，屈伸活动受限，慢性病程超过2周，腰部肌肉、韧带起止点、中部、边缘等处压痛，排除腰部其他病变者均可诊断。

## 【功能解剖与病因病理】

### 一、功能解剖

根据情况分析，腰背部的肌肉一般分为浅、深两层。

1.浅层：主要有斜方肌和背阔肌。

斜方肌：三角形阔肌，起自颈部上项线，枕外隆凸，项韧带和全部胸椎棘突，肌纤维向外，止于锁骨外侧半、肩峰和肩胛冈外侧半。其上部纤维收缩可上提肩胛骨并使肩胛下角外旋，下部肌纤维收缩可下降肩胛骨，中部肌纤维收缩可使肩胛骨向脊柱靠拢。肩胛骨固定时，单侧收缩可使头颈部偏向同侧而面部转向对侧，两侧同时收缩则使头颈后仰。

背阔肌：三角形阔肌，以其腱膜起自下6个胸椎和全部腰椎棘突、骶正中嵴、髂嵴后缘以及腰背筋膜后层。肌纤维向外上止于肱骨小结节嵴。该肌能内收、内旋、后伸肱骨。

2.深层：包括由浅至深的骶棘肌、横突棘肌和深层短肌。

骶棘肌：为腰背部最强厚的肌肉。该肌以一个总腱起于骶骨背面、骶髂韧带和髂嵴后份，向上纵行排列于脊柱棘突和肋角之间的沟内，分为外、中、内3条肌柱。骶棘肌为强大的伸肌，主要作用是后伸躯干和维持直立，一侧骶棘肌收缩也可侧屈躯干。

横突棘肌：包括由浅至深的半棘肌、多裂肌和回旋肌3层。肌纤维起于各椎骨的横突（图2-5），向上止于上数椎骨的棘突，愈深层肌纤维力愈短。半棘肌纤维一般向上跨越5个椎骨，多裂肌纤维一般跨越3个椎骨，而回旋肌纤维仅只跨越1个椎体（图2-6）。

深层短肌：指横突间肌、棘突间肌等最深层的，位于相邻椎骨之间的短肌，其作用是协同横突肌维持躯干的姿势。躯干无论位于何种姿势，腰背部肌肉都处于收缩状态，以抵抗重力。腰背部深肌收缩还可使躯干屈曲、伸直、侧屈和回旋。

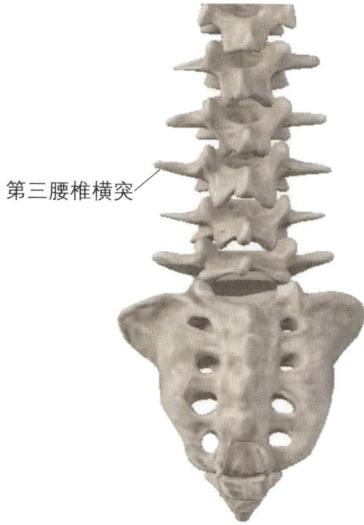

第三腰椎横突

图2-5

## 二、病因病理

慢性腰肌劳损一般发病缓慢，病程长，多有长期从事弯腰、坐位或其他不良姿势下工作、劳动的病史。部分病例有急性外伤史。常感觉腰部酸、胀、沉重不适，在活动多或劳累后加重，休息后减轻，不能久坐或久站。持久的劳损及体位姿势不良，使腰部肌肉韧带发生损伤性炎症反应，腰部肌肉韧带充血水肿渗出，久而久之，腰部的肌肉韧带及其之间发生粘连、挛缩，退行性变，甚至纤维化。腰部的肌肉韧带收缩功能受限，屈伸不灵便，整个腰部活动受限酸痛不适。针刀医学认为，人体的软组织结构的功能必须处于动态平衡状态才能完成其功能，动态平衡则功能正常，不平衡则功能障碍或受限。在各种损伤因素的作用下，腰肌韧带发生慢性反复损伤和修复，腰肌韧带发生粘连、挛缩、瘢痕、堵塞，腰部肌肉韧带功能障碍，腰部舒缩平衡被打破。针刀医学基于这种新的病理认识，应用其独特的微创非直观手术工具——针刀，在微观解剖学、立体解剖学、体表定位学等闭合性手术理论的指导下，着眼于接触慢性软组织损伤的病因病理——松解粘连挛缩，切割瘢痕，疏通堵塞，解除神经压迫，促进局部血液循环。针刀直

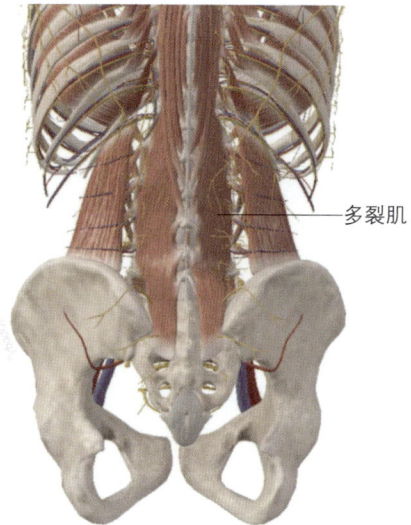

多裂肌

图2-6

达病灶，纵向疏通，横向剥离，解除动态平衡失调的病因，恢复其动态平衡而治愈疾病。

# 【诊断】

## 一、诊断要点

1. 腰痛，疼痛多为酸痛、胀痛，时轻时重，反复发作，劳累后加重，休息后减轻。腰背外侧多无变化，弯腰工作困难。若勉强弯腰则腰痛加剧，常喜用双手捶腰，以减轻疼痛。

2. 腰痛的发作与天气变化有关，阴雨天腰痛加剧，喜温畏冷，受凉或劳累后可加重发作。

3. 有的患者一侧或两侧竖脊肌处有压痛或僵硬。压痛点常提示软组织受损部位。压痛点位于骶髂后部或骶骨后面肌肉止点处、腰椎横突部、棘间压痛点、臀大肌起点或臀中肌处压痛点等。

4. X线片，多无异常发现，常有椎体边缘变钝或增生、隐裂、移位等现象，实验室检查大多正常。

## 二、鉴别诊断

1. 梨状肌综合征：发病部位与坐骨结节滑囊炎相似，但梨状肌综合征常伴有下肢坐骨神经痛症状，并可出现下肢麻木和疼痛。此时可进行相关肌电图检查、MRI和彩色多普勒超声检查进行鉴别诊断。

2. 腰椎间盘突出症：患者腰部有疼痛及压痛点，可出现神经反射减弱，患侧跗趾背伸力减弱，直腿抬高试验及加强试验阳性，腰椎MRI或CT显示椎间盘突出，可与股外侧皮神经卡压综合征进行鉴别。

3. 腰椎管狭窄症：感觉障碍范围较广，且有间歇性跛行、运动障碍及神经反射异常的体征，椎管造影或CT检查可确诊。

4. 结核或肿瘤：两者疼痛或畸形常呈进行性加重，通过X线、CT、MRI等检查可以发现其病变。

# 【治疗】

## 一、针刀治疗

患者取俯卧位，腹下垫枕，在腰骶部仔细查寻敏感压痛点，多为棘上韧带起止点，棘间韧带纤维，骶棘肌在骶骨和髂骨上的附着点，骶棘肌下端在腰椎横突上的附着点，腰肋韧带的起止点等。根据损伤的性质和部位范围、大小，一般定2~6个点。用龙胆紫做标记，皮肤常规消毒，铺孔巾，穿手术衣，戴手套。用4号针刀，按四步进针法，刀口线与脊柱纵轴平行，垂直刺入1~4cm，刀下有阻力改变，患者诉有酸胀感即为病变部位。先纵向疏通剥离2~3刀，再横向剥离1~2刀，松解粘连、切开结节及瘢痕，出针（图2-7、图2-8）。对较顽固的腰肌劳损痛者，隔一周再做第二次。

## 二、临床操作要点及注意事项

1. 在腰部进针刀时，注意勿过伸，防止刺入腹腔，伤及内脏。一般情况下，将进针刀深度控制在4.5cm左右较为安全。

2. 让患者术后加强腰肌锻炼，每日做腰部伸屈运动，上、下各1组，每组15次以上。日常劳动尽可能经常改变体位，避免长时间弯腰动作，纠正不良习惯。

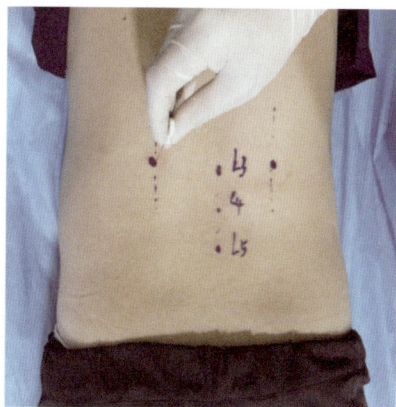

图2-7

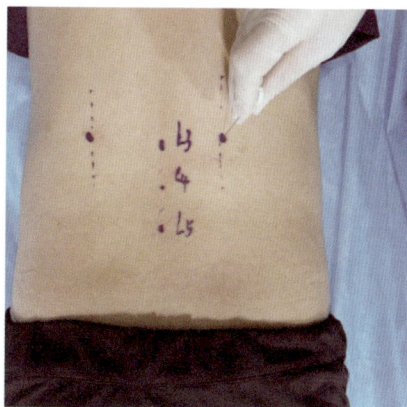

图2-8

## 三、辅助疗法

以手法按摩为主。

1. 揉法：术后嘱患者俯卧，医者立于患者的一侧，先以拇指指腹在腰部两侧自外向内广泛地揉动，至脊柱后，改用掌根揉法由腰外侧向脊椎正中揉动。重点是酸痛集中点，反复揉动3～5次。

2. 腰背揉法：沿脊柱两侧、肩背部、腰骶部，对斜方肌、竖脊肌、背阔肌进行反复的揉动。

3. 夹脊弹拨法：医生用双手拇指与其余4指在脊柱正中两侧离正中线旁开5cm处的肌肉，从背部至腰骶部，依次弹拨3～5次。

# 第三节　肌筋膜炎

肌筋膜炎是一种常见的疼痛性疾病，又称肌筋膜疼痛综合征，主要是由于外伤、劳损、受凉等原因导致肌肉和筋膜发生的非特异性炎症。

## 【功能解剖与病因病理】

### 一、功能解剖

筋膜是两种特殊类型的结缔组织，即疏松结缔组织（浅筋膜）和致密结缔组织（深筋膜）。浅筋膜（疏松结缔组织）：皮肤下面表层的筋膜。深筋膜（致密结缔组织）：包绕单个肌纤维、纤维束和整块肌肉的筋膜，以及将肌肉连接到骨的肌腱和将骨连接到一起的韧带（图2-9）。

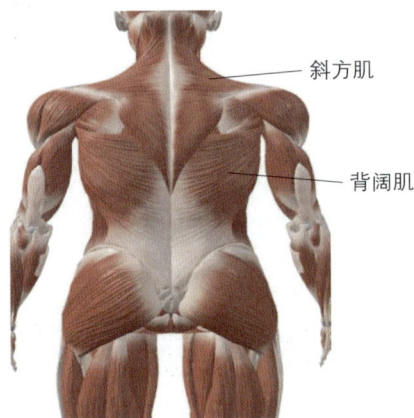

斜方肌

背阔肌

图2-9

## 二、病因病理

肌筋膜炎是一种常见的疼痛性疾病，肌肉、筋膜的急性损伤或慢性劳损是本病的基本病因。受凉、疲劳、外伤或姿势不当等外界不良因素刺激，可诱发本病急性发作。

# 【诊断】

## 诊断要点

1. 症状：局部肌肉持续性酸胀痛或钝痛，疼痛呈紧束感或重物压迫感，腰、背、骶、臀、腿、膝、足底、颈、肩、肘或腕等均可发生。缺血性疼痛可由局部受凉或全身疲劳、天气变冷等诱发。深夜睡眠中会痛醒、晨起僵硬疼痛，活动后减轻。但常在长时间工作后或傍晚时加重，当长时间不活动或活动过度甚至情绪不佳时，也可加重疼痛。

2. 体征：在固定压痛点进行体格检查时，发现局部肌肉紧张、痉挛、隆起、挛缩或僵硬。压痛点位置常固定在肌肉的起止点附近或两组不同方向的肌肉交接处，压痛点深部可触及痛性硬结或痛性条索。医生在体格检查时可能会按压或用手指捏挤受累肌肉，此时可能会出现局部触痛、肌肉抽搐等。

# 【治疗】

## 一、针刀治疗

在筋膜病损的周围适当的选点，避开浅层血管，便于平刺针刀进入治疗区域。一般定点较少，因为一个点可以进行180°甚至360°的松解。筋膜病损面积大的可以分片松解，以发挥平刺松解简便灵巧、微创疼痛轻的特点。另外，定点也应讲究一定的美观整齐。需要进行补泻调节的部位，可适当定在经脉循行线上，按照迎随补泻的原则操作。

食指和拇指握住针柄，针身和皮肤约呈45°角，快速弹性进针。初学者可以先用左手压紧皮肤固定，右手中指抵住针身转折处。进针后体会进入的层次，到浅深筋膜之间的层面，调整角度低于15°，这个层面的痛感较轻。进针并调整好角度后，快速向病损间隙推拨，针体微上翘弹性用力，每个推拨之间注意停顿，分散刺激，减少痛感。针体在浅深筋膜之间，无病损者针下感觉空软无阻力且患者无感觉，粘连挛缩则针下紧涩阻力感，患者会有轻微酸痛或剥离的刺痛感。

## 二、临床操作要点及注意事项

定向，即确定刀口线的方向和针体与参照物的角度，一般使刀口线与大血管、神经、肌纤维走向平行。将刀口压在进针点上，加压分离，右手拇指和食指捏住针柄，采用合适的持针方法，稍加压力但不刺破皮肤，使进针点处形成一个长条凹陷。此时刀口线和重要血管、神经及肌纤维走向平行，神经和血管就会被分离在刀刃两侧。刺入，即在加压分离的基础上继续加压，当感觉到有坚硬感时说明刀口下皮肤已接近骨质，稍一加压即可刺破皮肤，此时进针点体表凹陷基本消失，重要血管、神经及肌纤维膨起在针体两侧，可以根据治疗需要施行各种手法（图2-10、图2-11）。

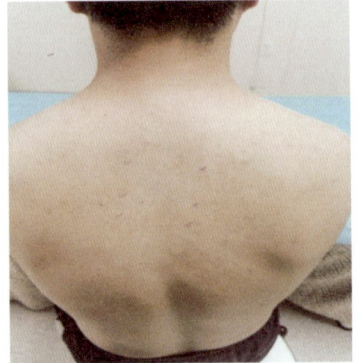

图2-10

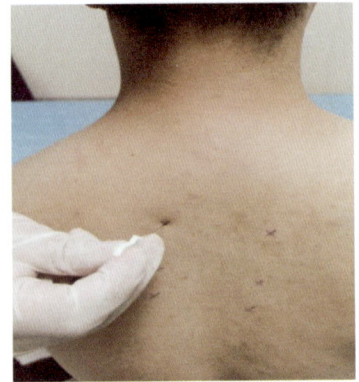

图2-11

## 三、辅助疗法

1. 物理治疗：科学锻炼、物理按摩、透热疗法（各式热浴、红外线、超短波、微波等），是肌筋膜炎的基础治疗，对疼痛缓解有不错疗效。

2. 西医药治疗：抗炎镇痛、消肿解痉类药物能迅速减轻症状和改善生活质量，尤其对急性期患者疗效明显，常用的如芬必得、扶他林、西乐葆、迈之灵、鲁南贝特、妙纳等。软组织内注射治疗对很多痛点局限的患者也有疗效，但要注意防止可能的并发症。

3. 中医药治疗：临床经验证实很多中药或外用膏药也能达到消肿、抗炎、解痉和镇痛的目的，还有中医按摩和手法（揉、压、拨、拿、搓、叩等）也有较好疗效。

# 第四节 棘上韧带炎

棘上韧带炎是一种以弯腰前屈或上半身屈曲时腰背、胸背部疼痛，活动受限为主要临床表现的疾病。常由于较长时间的慢性劳损产生，长期伏案工作者或需长时间上半身屈曲的劳动者，若不注意定时改变姿势，使棘上韧带经常处于紧张状态即可产生小的撕裂、出血及渗出。故患者常感觉腰背、胸背部有沉重酸胀感，难以缓解，其中腰段的棘上韧带最容易受损，严重影响工作和生活。中医认为，棘上韧带炎属于"筋伤""痹症"或"腰痛"的范畴。对于陈旧性棘上韧带炎，针刀治疗效果较理想。

## 【 功能解剖与病因病理 】

### 一、功能解剖

脊柱韧带对于维持脊柱正常的生理功能具有十分重要的意义。人们认识到脊柱韧带不仅维持脊柱的力学稳定，也与腰背痛的发生密切相关。棘上韧带是一条表浅且狭长的韧带，由纵行的胶原纤维组成。起于第七颈椎棘突，向上与项韧带相续，向下沿棘突尖部止于第四或第三腰椎棘突，只有少数止于第五腰椎棘突（5%）。棘上韧带深层纤维连接2个棘突，中层3个，表层3~4个棘突。棘上韧带与项韧带二者在功能上是一个整体。韧带坚韧，浅部纤维具有较好的弹性，当脊柱屈曲时，棘上韧带是脊柱后方韧带系统中承受拉力最大的韧带之一，作用是限制脊柱在活动中过度前屈（图2-12、图2-13）。

棘上韧带主要受窦椎神经支配，窦椎神经由脊神经后根神经节远端数毫米处发出，多数纤维为穿入神经。它的游离神经末梢位于棘上、棘间韧带靠近棘突的附着点，黄韧带的最外层，构成后方韧带组织的疼痛感受系统。

### 二、病因病理

棘上韧带炎引起的胸背、腰背疼痛，在临床上十分常见。由于本病缺乏特殊体

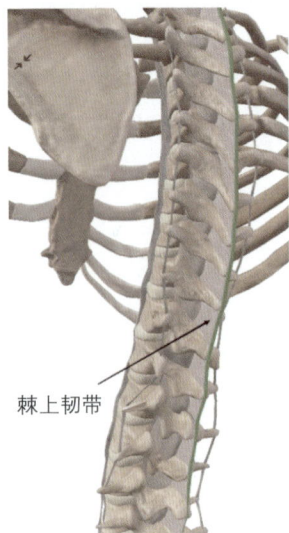

图2-12

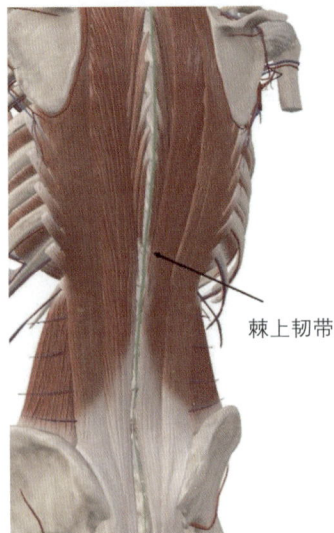

图2-13

征和症状，加之早期症状较轻，容易被忽略。在脊柱的频繁弯曲活动中，腰部及胸腰段活动范围最广，所以腰段和胸腰段最易牵拉损伤，最易损伤棘上韧带，尤其是它的表浅纤维。脊柱棘突借棘上韧带与棘间韧带相互连接，棘上韧带与黄韧带在棘间韧带的共同作用下限制脊柱的过度屈曲。在正常状态下，这些韧带受到骶棘肌的保护，但在腰背部处于屈曲状态时，尤其当脊柱向前屈曲超过90°时，骶棘肌处于松弛状态，臀部及大腿的肌肉处于收缩状态，由棘上和棘间韧带维持脊柱姿势。棘上韧带长时间超负荷运动后可发生劳损，劳损处可产生无菌性炎症。本病的实质为棘上韧带劳损后局部充血、肿胀、渗出炎性物质及劳损处纤维性改变，造成末梢神经支配区域的代谢紊乱，从而引起一系列的症状。本病部位比较局限，压痛敏感。

总之，慢性劳损所导致的局部无菌性炎症是引起本病及其临床症状的主要原因。

## 【诊断】

### 一、诊断要点

1. 症状：腰背部有损伤或劳累病史，腰椎或者胸椎棘突处疼痛，弯腰加重，休息时减轻，劳累或久坐加重。

2. 体征：腰椎棘突上有明显压痛点，大多位于棘突顶的上下缘，病变棘突可触及硬结，局部增厚，痛点浅在皮下。拾物试验阳性。

## 二、鉴别诊断

棘间韧带炎：脊柱棘突间深在的胀痛，疼痛剧烈或明显，翻身坐立和行走困难，常保持一定强迫姿势。患者不敢做脊柱旋转性动作，本病发生少于棘上韧带炎。

# 【治疗】

## 一、针刀治疗

1. 体位：俯卧位，肌肉放松，标记损伤棘突（图2-14、图2-15）。
2. 定点：损伤棘突顶点。
3. 麻醉：在操作部位用碘伏消毒3遍，然后铺无菌洞巾，治疗点正对洞巾中间，用1%利多卡因局部浸润麻醉，注药1mL，注意回吸无血液。
4. 操作：在患椎棘突顶点进针刀，刀口线和脊柱纵轴平行，针体和与背部呈90°角，深度1cm左右达棘突顶部骨面，当刀下感到坚韧或者患者感觉酸胀感即为病变部位，先行纵向剥离，将韧性结节和一些粘连带剥离和切割，至刀头无阻力为止；再横向剥离1~2次，然后将针体倾斜，在棘突上缘或下缘，与脊柱纵轴呈45°，先纵向切开1~2次，再纵横摆动1~2次，最后刀口线与横轴平行铲剥1~2次，如遇有硬结，则纵向切开，至针头无阻力为止。术毕，拔出针刀，局部压迫止血3min后，创可贴覆盖针眼。

## 二、临床操作要点及注意事项

棘上韧带分为3层，表层最容易损伤，所以针刀剥离要控制好，不宜进针刀过深，深度控制要以术者的手感和患者"得气"的反应为准，若针刀达病变处时，刀下有一种坚韧感，或者询问患者是否有酸胀感。同时剥离范围应控制在压痛点周围0.5~1.5cm。范围过大，会造成医源性损伤，更不能将针刀刺入棘间，避免损伤脊髓。

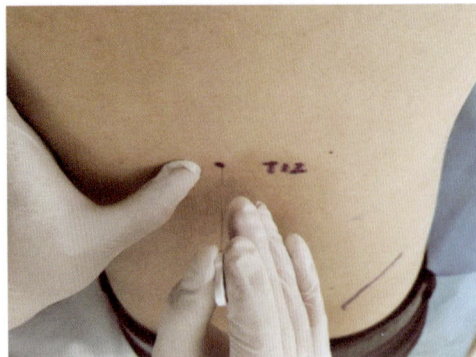

图2-14

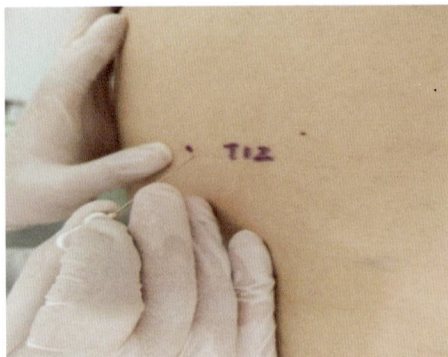

图2-15

## 三、辅助疗法

腰背肌牵拉术：患者跪坐位，屈髋屈膝跪坐于床上，臀部尽量坐在脚后跟上，之后身体尽量向前匍匐，直到感觉腰部有牵拉感，保持20～30s，在拉伸胸背部时，可以将后背拱起，由腰部逐渐开始将后背拱起，重复2～3次。

# 第五节　髂腰肌综合征

髂腰肌综合征，又称为髂腰肌筋膜炎，多由于髂腰肌受到慢性或突发的拉伸、扭转等损伤，导致髂腰肌发生无菌性炎症反应，产生腰、腹、髋、股等部位疼痛的一种疾病。

## 【功能解剖与病因病理】

### 一、功能解剖

髂腰肌作为髋肌前群肌组成之一，由髂肌、腰大肌所组成，是脊柱核心稳定性肌群的重要组成部分，该肌是构成屈髋功能的主要单位（图2-16）。

髂肌呈扇形，起自髂窝。腰大肌呈长条形，上方起自第十二肋下缘，第一至第四腰椎椎体和椎间盘外侧，横突前缘。两肌向下互相结合，经腹股沟韧带深面和髋关节前内侧，止于股骨小转子。其作用为使髋关节前屈、旋外和维持腰椎前凸；下肢固定时，可使躯干和骨盆前屈。根据骨骼学的构筑学特征，髂腰肌属于速度型构筑，即在运动时其可以快速地收缩，其近侧支撑时能使髋关节屈曲（即大腿屈曲以靠近腹部），其远侧支撑时能够使得脊柱（以腰椎为主）前屈和骨盆倾斜。

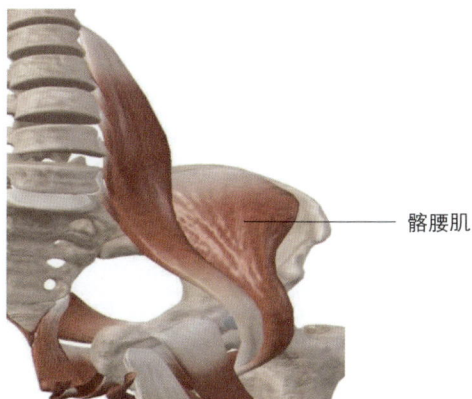

髂腰肌

图2-16

## 二、病因病理

　　髂腰肌是人体屈髋功能最重要的肌肉之一，随着现代生活工作方式的改变，长期屈髋久坐，使得髂腰肌长时间处于紧张、挛缩的状态，得不到正常的伸展活动，久而久之，这种非正常的状态就会使得这两个肌群有不同程度的紧缩或者萎缩，进而导致骨盆出现不同程度的前倾，腰曲增大。上腰段椎间盘突出，刺激神经，致髂腰肌痉挛。当髂腰肌缩短过于紧张的时候，会拉着骨盆前倾、腰曲增大，腰椎后侧压力增大，竖脊肌下腰段长期处于紧张短缩状态，可诱发腰痛，逛街逛到腰痛基本也是原因之一。当一侧髂腰肌痉挛，可致腰椎双侧受力不均衡，导致脊柱侧弯、小关节错位，椎间盘突出等。髂腰肌紧张可刺激腰丛、骶丛引起相应神经根症状。

## 【诊断】

## 一、诊断要点

　　1. 症状：患者腹痛、背下部痛、腰痛、腹股沟和大腿上部痛；患者从坐位站起时疼痛加重，甚至起坐困难，坐位不能上抬大腿。

　　2. 体征：部分患者有腰椎侧弯；患侧腹股沟中、外1/3处，腹直肌外缘，小转子压痛，第十二胸椎至第五腰椎（T12～L5）棘突叩击痛；髂腰肌紧张试验阳性。

　　3. 影像学检查：腰椎+骨盆DR片，可见腰曲增大或腰椎侧弯，骨盆前倾等。

## 二、鉴别诊断

1. 腰椎间盘突出症：两者均可能出现腰痛、下肢症状。但腰椎间盘突出症，体格检查显示直腿抬高试验阳性，CT或MRI检查可见椎间盘突出，髂腰肌紧张试验阴性。下肢放射痛或麻木症状，与突出的间盘压迫神经根对应的支配区一致，通过这些可与之相鉴别。

2. 髂窝脓肿：两者均有相似症状，但前者往往有恶寒、发热、头痛、乏力、全身不适等症状，可在髂窝腹股沟上方触及肿块，彩超、CT、MRI可显示该部位肿块，可与之相鉴别。

# 【治疗】

## 一、针刀治疗

1. 定点：耻骨下支与股骨小转子（图2-17、图2-18）。股骨小转子位于比较隐蔽的部位，也是一般操作医生不十分熟悉的骨性标志。股骨小转子在股骨大转子的对侧的下方，它被股内收肌群在前方覆盖，如果内收肌紧张，就无法触及小转子。

2. 消毒与麻醉：皮肤常规消毒，戴手套，铺无菌单，局部麻醉后行针刀治疗。注射麻药时，一定要回抽，确认无血液后，注入药物。

3. 操作：操作者在患侧股骨小转子处，固定小转子骨面，并摸清髂腰肌腱，针刀口线与肢体纵轴平行，刀体与皮面垂直，刺入皮肤并至小转子骨面。调整针刀达小转子上缘，刀口线与其腱纤维走行垂直，切开髂腰肌腱3～5刀，感到肌腱张力有

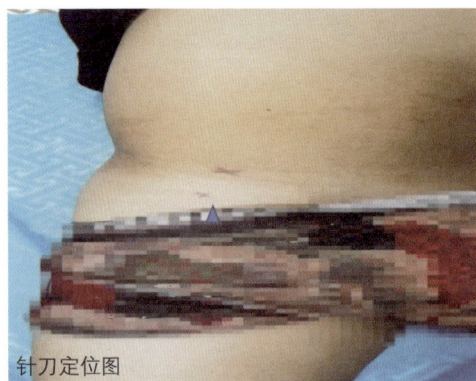

针刀定位图

图2-17

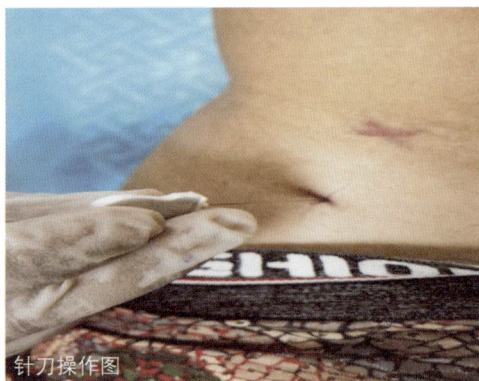

针刀操作图

图2-18

所降低，疏通剥离后即可出刀。

## 二、临床操作要点及注意事项

针刀治疗时要特别注意避开血管与神经，针刺到达病所后如患者未见麻木、剧痛，可快速行针，促进得气，起到针刺的作用。

## 三、辅助疗法

髂腰肌是维持脊柱和骨盆稳定的重要肌群，常用的锻炼方法有：①仰卧抬腿。仰卧在垫子上，双腿伸直抬高，也可将双腿打开成V字形抬起，保持数秒后放下，重复动作；②臀桥。仰卧位，双腿屈曲，双脚掌和头颈、双臂支撑地面，臀部发力抬起腰部直至最大高度，重复动作；③弓箭步拉伸。即上身挺直，做弓箭步，感受髂腰肌的拉伸。

# 第六节　第三腰椎横突综合征

第三腰椎（L3）是腰椎活动的中心，横突最长，其尖端易受外力影响出现损伤，可因久坐、久站或外力牵拉致L3横突上附着的肌肉、筋膜、韧带撕裂损伤后，发生非特异性炎症，刺激或压迫周围的神经、血管所产生的慢性腰痛或腰臀部疼痛性疾患等一系列的临床综合征。腰肌劳损患者中，表现为L3横突综合征者较多见。临床上，常见第二腰椎（L2）和第四腰椎（L4）横突尖端也有类似L3横突的病变，因此有人将L3横突综合征归入横突间综合征。

## 【功能解剖与病因病理】

### 一、功能解剖

腰椎横突是腰背筋膜前层的附着处，各横突间有横突间肌及横突间韧带。横突是腰方肌和横突棘肌的起止点，腹内斜肌和腹横肌通过腱膜也起于此，对腰背部运动和稳定起着重要作用（图2-19）。L3横突上有腰大肌和腰方肌的起点，亦有腹横肌、背阔肌的深部筋膜附着，还有一些小的肌肉附着。L3横突末端前内侧即腰大肌，其内缘穿出闭孔神经，外缘穿出髂腹下神经、髂腹股沟神经、股外侧皮神经及股神经；外侧是臀上皮神经。

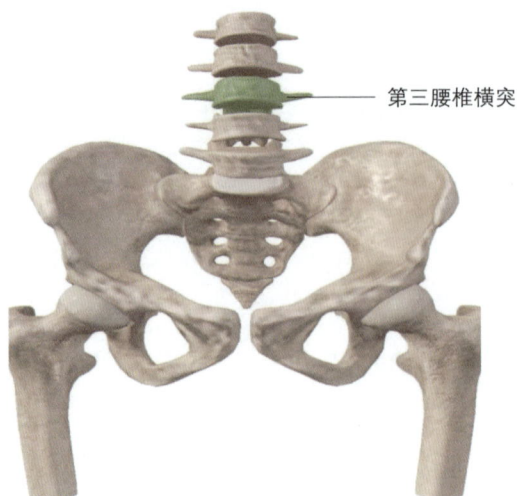

第三腰椎横突

图2-19

## 二、病因病理

L3横突综合征是指L3横突及周围软组织的急慢性损伤、劳损及感受风寒湿邪，致L3横突发生无菌性炎症、粘连、变性及增厚等，刺激腰脊神经而引起腰臀部疼痛的综合症候群。

1. 外伤：腰椎前屈、后伸及左右旋转活动时，因外力牵拉，使L3横突上附着的肌肉、韧带及筋膜等超过其承受力量，而致损伤。严重时可并发L3横突撕脱性骨折。

2. 劳损：因横突过长，抵触腰背筋膜后叶，经常摩擦挤压导致的慢性积累损伤。

3. 风湿和局部受寒：一侧腰肌因风湿或受寒导致紧张痉挛，引起对侧或同侧肌肉在牵拉的作用与反作用力的影响下损伤。

## 【诊断】

## 一、诊断要点

1. 症状：腰痛伴有同侧腰背肌肉紧张或痉挛，疼痛可向臀部、大腿后侧至腘窝处放射；腰部活动时或活动后疼痛加重，甚至翻身及行走困难。

2. 体征：L3横突末端部位有明显压痛，压迫该处疼痛可向下肢放射，但疼痛范围多不过膝；患侧股内收肌张力增高，髋关节外展受限。

3. 影像学检查：腰椎X线片可见一侧或双侧L3横突过长，左右横突不对称，或横突末端有骨密度增高影。

## 二、鉴别诊断

1. 腰椎间盘突出症：两者均有固定的肌间或者肌旁压痛，疼痛可以向下肢放射，腰后伸时压痛加重，有时候可呈持续性加重，一侧和双侧的坐骨神经疼痛。还有可以因咳嗽、打喷嚏等诱发，直腿抬高试验可以是阳性的，但L3横突综合征的疼痛放射范围多不过膝，MRI或CT可与之相鉴别。

2. 梨状肌综合征：臀部以及下肢后侧、后外侧疼痛，时有小腿外侧麻木，自觉臀部有"刀割样"或"烧灼样"疼痛，且梨状肌部位有压痛和放射痛，局部可触及条索状隆起。梨状肌紧张试验阳性，患侧直腿抬高到50°时出现疼痛，但超过后反而减轻。

# 【治疗】

## 一、针刀治疗

1. 体位：患者取俯卧位，腹部垫高枕暴露腰背部皮肤。

2. 定点：平L3、L4棘突间隙，旁开约4横指，即在骶棘肌外侧缘，重按时压痛明显，并可触及一硬结，即为L3横突尖部，用龙胆紫定点标记（图2-20、图2-21）。

3. 操作：定点局部常规消毒，铺无菌洞巾，取1.0针刀，刀口线与人体纵轴线平行，针体与人体矢状面呈45°角向内缓缓刺入，刀口接触的骨面即为L3横突背面。将刀口渐移至横突尖部，在横突尖部上缘、外缘、下缘行半圆形切开（注意刀口不离骨面），再在横突背面行横向剥离，觉针下松动即出针，按压针孔片刻，敷创可贴。休息一周后进行下一次治疗，1~2次为一个疗程。

## 二、临床操作要点及注意事项

刀口线与人体纵轴线平行刺入，当针刀刀口接触骨面后再用横向剥离法，注意刀口不离开骨面。

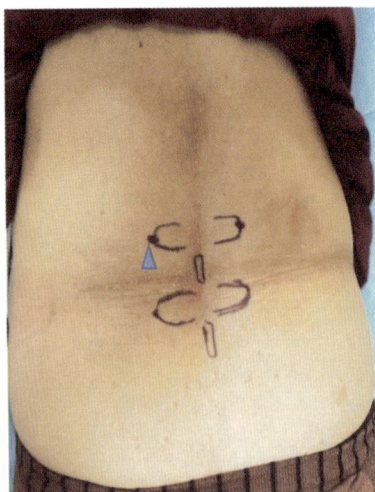

图2-20

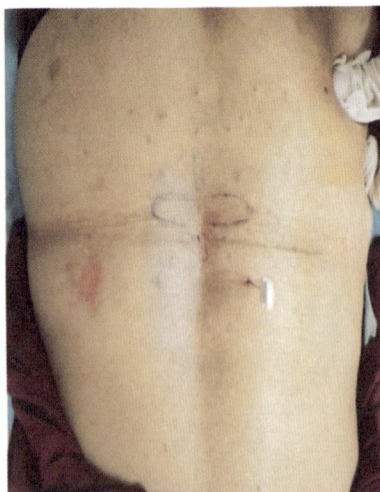

图2-21

## 三、辅助疗法

近年随着康复治疗技术在国内的快速发展，针对性的康复训练在该病康复中发挥了重要的作用，锻炼主要目的是增强躯干肌肉力量，增加核心肌群稳定性。常见的锻炼方法包括悬吊、肌肉拉伸、平板支撑、桥式运动、"飞燕式"脊柱功能锻炼。其中常用的"飞燕式"操作要点如下。患者俯卧，头转向一侧，具体动作：

1.两腿交替向后做过伸动作。

2.两腿同时做过伸动作。

3.两腿不动，上身躯体向后背伸。

4.上身与两腿同时背伸。

5.还原，每个动作重复10～20次。

# 第七节　腰背肌筋膜炎

腰背肌筋膜炎是一种较为常见的疾病，该疾病病变较浅，但临床表现较复杂，临床诊疗时极易发生误诊，导致患者无法得到及时有效的治疗。腰背部筋膜炎的病程较长，缠绵难愈，为患者带来极大痛苦。

# 【功能解剖与病因病理】

## 一、功能解剖

肌筋膜主要是位于肌肉的表面，为成纤维结缔组织，具有保护肌肉的作用。而肌筋膜也容易在过度受力、牵拉后，引起肌筋膜的炎性水肿，从而导致肌筋膜部位有明显的疼痛，并且在肌肉负重活动时，疼痛会有明显的加重。

腰背肌筋膜可分为深浅两层，对腰背部的肌肉起保护、支持和协调作用。浅层位于皮下，含有丰富的脂肪组织和浅层血管神经。浅层筋膜起自胸腰骶椎的棘突和棘间韧带，下缘止于髂嵴，外侧止于肋骨角。深层筋膜分隔骶棘肌和腰方肌，附着于腰椎横突、髂嵴、第十二肋骨与髂腰韧带之间。深层筋膜由致密的结缔组织构成，深、浅两层在骶棘肌的外侧会合称骶棘肌鞘。覆盖于斜方肌及背阔肌的部分较薄，包绕骶棘肌的筋膜很厚（图2-22、图2-23）。在项背腰骶脊神经后支发出的内、外侧支穿透肌筋膜支配相应的组织。临床中该病表现为疼痛敏锐。

## 二、病因病理

本病的发生与多种因素有关，最常见的是与感受风寒湿邪、损伤和病灶感染等

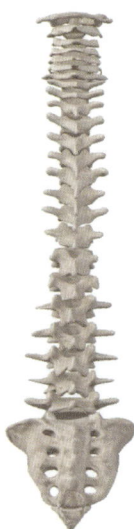

图2-22

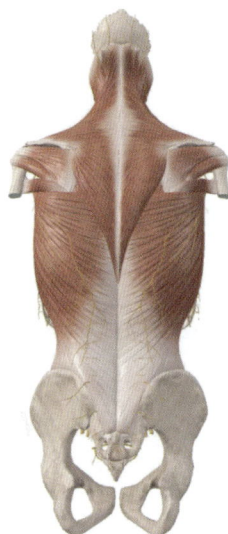

图2-23

有关，久卧湿地，受凉、受寒或劳累后出汗，致风湿寒邪侵袭，留滞肌肉筋膜，引起筋膜的痉挛。经络阻闭、气血运行不畅而致本病，故该病患者对气候变化特别敏感。

腰背筋膜损伤，多见于腰部及腰骶部。人体的腰骶部活动频繁处，该部筋膜在腰部运动时，由于所受的拉应力过大所致。其损伤有积累性劳损和突然用力引起的牵拉伤两种情况，前者是人体持续过度牵拉而致慢性损伤，后者为突然的暴力使腰部过度前屈，肌肉强烈收缩，肌肉或筋膜的纤维突然断裂所致的急性损伤。这些急慢性损伤，在自我修复的过程中机化形成瘢痕，并与周围组织粘连，使血管受压，致局部血运障碍，以及周围组织动态关系失调，腰部的伸屈和侧屈活动受到限制。当患者勉强活动而致重复损伤出现反复发作，迁延难愈。由于肌肉筋膜广泛的慢性受损、渗出、肿胀等炎症刺激，引起较多的粘连、痉挛、挛缩。除引起局部血运障碍外，还可压迫脊神经后支的内、外侧支，使位于腰背肌筋膜穿出的神经孔隙直径变小紧张，而引起腰骶部相应支配区域的疼痛与不适。

## 【诊断】

### 一、诊断要点

1. 症状：腰背部疼痛，常因劳累或天气变化而加重。背部功能活动正常，但有肌肉紧张、僵硬，沉重感，腰部活动受限。
2. 体征：腰背部疼痛点固定，在竖脊肌走行区域触及条索状物。
3. 影像学检查：X线片无异常变化。

### 二、鉴别诊断

1. 结核或肿瘤：疼痛或畸形常呈进行性加重，通过X线、CT、MRI等检查可以发现其病变。
2. 腰肌劳损：常有外伤史，疼痛多在劳累后加重，经过休息可以缓解。
3. 腰椎间盘突出症：表现为腰痛、下肢放射性疼痛或感觉异常，动作可能使症状加重，通过X线、CT、MRI等检查可以进行鉴别。

# 【治疗】

## 一、针刀治疗

1. 体位：俯卧位。

2. 定点：将压之胀痛、扪及皮下的条索状，硬结或板样硬化痛点作为治疗点（图2-24、图2-25）。

3. 操作：让患者俯卧在床上，在其腹部垫软枕，标记治疗点。可在患者进针位置进行皮下局部麻醉，使用针刀与肌肉走行方向一致进行松解，疏通腰背浅筋膜。对皮下硬结、条索状物切开剥离，并在感受到针刀下有松动感时出针刀。在肋骨表面操作时，避免针刀离开骨面深刺。每周进行一次，连续治疗4次。创可贴覆盖针刀眼。防止水湿，两天后自行解除。

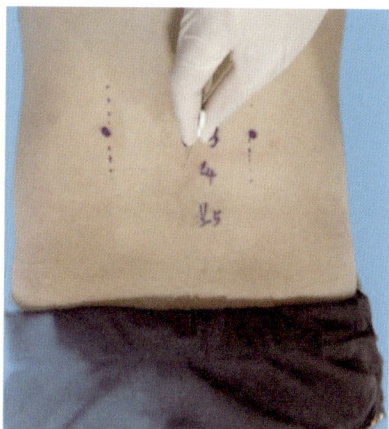

图2-24

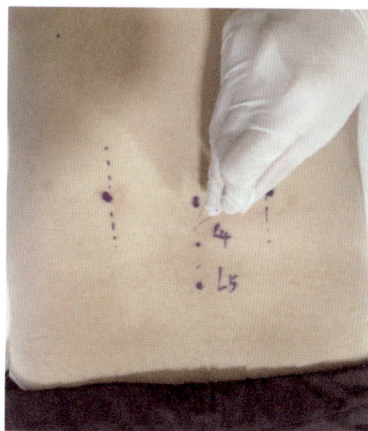

图2-25

## 二、临床操作要点及注意事项

1. 要设有专门的针刀治疗室，治疗室环境合格，定期用空气消毒或紫外线消毒灯方法进行消毒。

2. 用一次性的针刀器械，包括用一次性的针刀、无菌纱布，在治疗时要进行无菌操作。

3. 进行腰部等重要部位的操作时要熟悉局部的解剖，明确操作的深度和重要神经血管的位置，避免发生医源性损伤，保证治疗安全。

4. 患者在术后24～72h内伤口不要沾水，以防污染。

5. 术后患者应注意不要在出汗时脱衣服，以免受风寒。对腰部的急性损伤，要积极干预，力争早日治疗，避免转为慢性。

6. 筋膜脂肪疝严重者，应进行外科手术治疗。

## 三、辅助疗法

手法按摩：仔细寻找触压激痛点，双手拇指在该点上反复揉按，并在激痛点的内上方自棘突旁把骶棘肌向外下方推开，直至髂后上棘，如此反复操作3～5次。如果触及筋结或筋束，可用捏拿、分筋、弹拨、掐揉等手法松解，使变性的肌束松解、粘连分离，恢复其原有的舒缩功能。术者以掌跟或小鱼际肌着力，在患者腰骶部施行按摩手法，从上至下，边按摩边移动。反复进行3～5次，使腰骶部感到微热为宜。

# 第三章

# 上肢针刀

# 第一节　肩关节周围炎

　　肩关节周围炎又称肩周炎，俗称凝肩、五十肩。以肩部逐渐产生疼痛，夜间为甚，逐渐加重，肩关节活动功能受限而且日益加重，达到某种程度后逐渐缓解，直至最后完全复原为主要表现的肩关节囊及其周围韧带、肌腱和滑囊的慢性特异性炎症。肩周炎是以肩关节疼痛和活动不便为主要症状的常见病症。本病的好发年龄在50岁左右，女性发病率略高于男性，多见于体力劳动者。如得不到有效的治疗，有可能严重影响肩关节的功能活动。肩关节可有广泛压痛，并向颈部及肘部放射，还可出现不同程度的三角肌萎缩。

## 【 功能解剖与病因病理 】

### 一、功能解剖

　　肩关节复合体主要由肱骨，肩胛骨，锁骨和胸骨组成。分别构成了4个关节：盂肱关节（GH）、肩锁关节（AC）、胸锁关节（SC）和肩胛胸壁关节。肩胛胸壁关节不是严格意义上的关节，但因为它的工作性质和包裹着它的关节囊，故我们称其为一个关节。在肩关节复合体上附着的肌肉，没有一块是可以单独活动的，所以它们都是成群启动，然后通过不同的关节间来完成高度协调动作（图3-1、图3-2）。

　　4个关节为肩关节在外展的动作中都发挥了自己相应的功能，称为肱肩节律。肩外展的整个过程中，肩锁关节基本是全程协作的，肩锁关节的上下旋转给肩胛骨与胸廓之间的最大活动度提供了支持。它的损伤会产生肩锁关节囊的经常不适，并且在肩外展的最后阶段经常会产生卡顿或者疼痛。在肩峰下撞击综合征里，存在一个典型的疼痛弧，即外展60°阶段没有疼痛，在60°～120°时产生疼痛，而120°以上疼痛再次消失。这类撞击是因为肱骨过度的滚动而撞上了肩峰，这样就产生了两种推测。一个是肱骨滚动过度没有滑动，另一个是肱骨在盂肱节律的规则里运动量过大。当然，肱骨和肩胛骨与胸廓的体态关系，是首先排查的对象。在外展的过程中，肩胛胸壁关节与盂肱关节的节律，我们有一些经验可循。在肩外展前30°

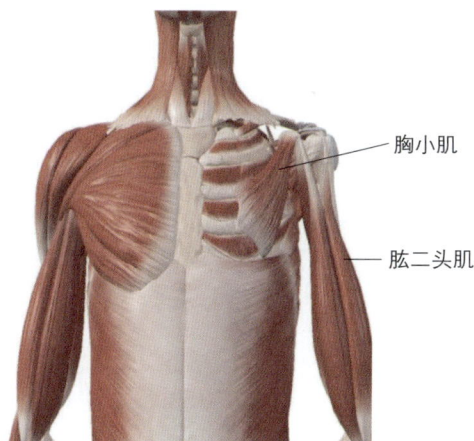

图3-1

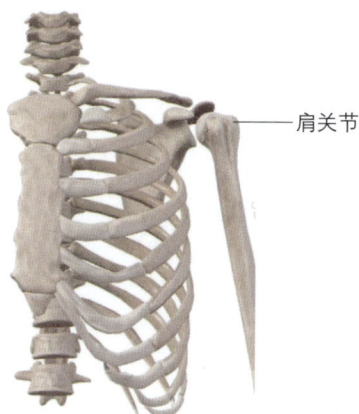

图3-2

胸小肌

肱二头肌

肩关节

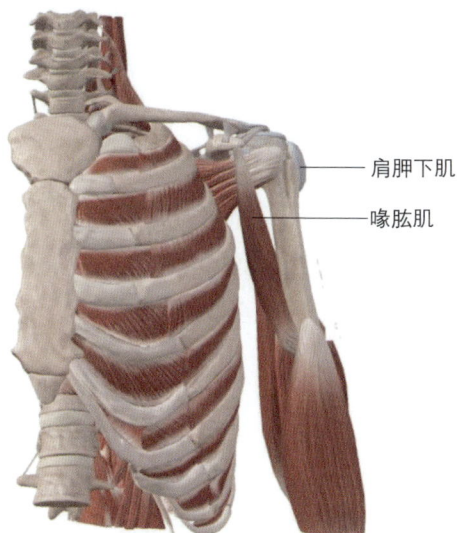

图3-3

肩胛下肌

喙肱肌

肩胛骨是不启动的，肩胛骨在30°之后启动，在肩胛骨的最后阶段其下角是与胸廓侧中线齐平的。肩关节外展的过程中，主要由肱骨和肩胛骨相互产生的运动为主（图3-3）。所以肩外展的功能分析应该分为肱骨的外展和肩胛骨的上回旋。

在肩外展的动作受限时，对于肌肉方面的考虑无非就是两种可能。一种是因为主动肌无力，另一种是因为拮抗肌过短。而其中任何一块肌肉的内部炎症损伤，都会造成动作的受限。

## 二、病因病理

### （一）肩部因素

1. 本病大多发生在40岁以上中老年人，软组织退行病变，对各种外力的承受能力减弱是基本因素。

2. 长期过度活动，姿势不良等所产生的慢性致伤力是主要的诱发因素。

3. 上肢外伤后肩部固定过久，肩周组织继发萎缩、粘连。

4.肩部急性挫伤、牵拉伤后治疗不当等。

## （二）肩外因素

颈椎病，心、肺、胆道疾病发生的肩部牵涉痛，因原发病长期不愈使肩部肌持续性痉挛、缺血而形成炎性病灶，转变为典型的肩周炎。

## （三）病理改变

肩关节周围的病变主要发生在盂肱关节周围，其中包括：

1.肌和肌腱：分为两层。外层为三角肌，内层为冈上肌、冈下肌、肩胛下肌和小圆肌4块短肌及其联合肌腱。联合肌腱与关节囊紧密相连，附着于肱骨上端如袖套状，称为旋转肩袖或肩袖。肩袖是肩关节活动时受力最大结构之一，易损伤。肱二头肌长腱起于关节盂上方，经肱骨结节间沟的骨纤维隧道，此段是炎症好发之处。肱二头肌短头起于喙突，经盂肱关节内前方到上臂，炎症可导致肌肉痉挛，影响肩关节外展、后伸。

2.滑囊：有三角肌下滑囊、肩峰下滑囊及喙突下滑囊。其炎症可与相邻的三角肌、冈上肌腱、肱二头肌短腱相互影响。

3.关节囊：盂肱关节囊大而松弛，肩关节活动范围很大故易损伤。上述结构的慢性损伤主要表现为增生、粗糙及关节内、外粘连，从而产生疼痛和功能受限。后期粘连变得非常紧密，甚至与骨膜发生粘连，此时疼痛消失，但功能障碍却难以恢复。

# 【诊断】

## 一、诊断要点

1.疼痛：其疼痛性质多为酸痛或钝痛，早期肩部疼痛剧烈，肿胀明显，疼痛可扩散至同侧颈部和整个上肢。后期肩部疼痛减轻，但局部活动障碍显著。

2.活动障碍：病程越长，活动障碍越明显，常不能完成穿衣、洗脸、梳头、触摸对侧肩部等动作，肩关节上举、后伸、外展、内旋动作受限制。

3.肌肉萎缩：病程较久者，由于疼痛和废用，出现肩部肌肉广泛性萎缩，以三角肌最为明显，但疼痛感明显减轻。

4.怕冷：肩周炎患者肩部怕冷，不少患者终年用棉垫包肩，即使在暑天，肩部也不耐风吹。

5. 压痛：大多数患者在肩关节周围可触到明显的压痛点，压痛点多在肱二头肌长头肌腱、肩峰下滑囊、喙突、冈上肌附着点等处。

## 二、鉴别诊断

1. 肩袖损伤：肩袖是覆盖于肩关节前、上、后方之肩胛下肌、冈上肌、冈下肌、小圆肌等肌腱组织的总称。其共同的功能是在任何运动或静止状态使肱骨头与肩盂保持稳定，使盂肱关节成为运动的轴心和支点，维持上臂各种姿势和完成各种运动。如在跌倒时手外展着地，或手持重物肩关节突然外展上举或扭伤时易引起本病。外力越大，肩袖撕裂越严重。肩袖完全断裂应与部分断裂区分开，部分冈上肌腱断裂者有60°～120°的外展疼痛弧，但仍可自动抬起上臂；而肩袖完全断裂者，则严重影响肩的外展功能，不能抬起上臂。

2. 胸廓出口综合征：指臂丛神经和锁骨下动、静脉在胸腔出口部和胸小肌喙突附着部受压所引起的综合症状。可因颈肋，前斜角肌附着部先天性肥大，前、中斜角肌先天性分离不全，使出口减小，挤压锁骨下动脉和臂丛神经引起。包括过去所谓的颈肋综合征、前斜角肌综合征、锁肋综合征、过度外展综合征等。一般主诉为单侧肩臂痛，手臂发麻，乏力感，患臂持重物或上举时症状加重。Adson试验阳性（头旋向后方或同时上肢上举，桡动脉搏动由减弱到消失为阳性）。X线片有时可发现存在颈肋。特殊体征可与肩周炎相鉴别。

3. 颈椎病：肩部皮肤的感觉神经来自第三颈椎（C3）、第四颈椎（C4）神经根，上臂外侧皮神经来自C5、C6。而深部感觉，包括关节囊、韧带分布的感觉神经来源于C5～C8。因此，颈椎退变或颈椎间盘突出引起的神经根损害，症状可累及肩部。主要表现为颈痛，颈部僵硬，伴一侧肩痛、上肢痛或上臂和前臂的放射痛。

# 【治疗】

## 一、针刀治疗

依据针刀医学关于人体弓弦力学系统及疾病病理构架的网眼理论，针刀整体松解肩关节周围关键部位的粘连、瘢痕组织，恢复肩关节的力学平衡。

## （一）第一次"C"形针刀松解

术式设计从肩胛骨喙突中点横行向外经肱骨结节间沟，再向后最终到达腋窝皱褶上方5cm的连线，恰似一横的"C"形。从前到后，"C"形线上分布有肱二头肌短头起点——喙突点，肩胛下肌止点——肱骨小结节点，肱二头肌长头腱结节间沟的骨纤维管道部——肱骨结节间沟点，小圆肌止点——肱骨大结节下方。

1.体位：端坐位。

2.定点：喙突点，肱骨小结节点，肱骨结节间沟点，肱骨大结节下弓（图3-4、图3-5）。

3.操作：将选定的治疗点用记号笔标明，在施术部位，用碘伏消毒两遍，然后铺无菌洞巾，使治疗点正对洞巾中间。用1%利多卡因局部浸润麻醉，每个治疗点注射药物1mL。

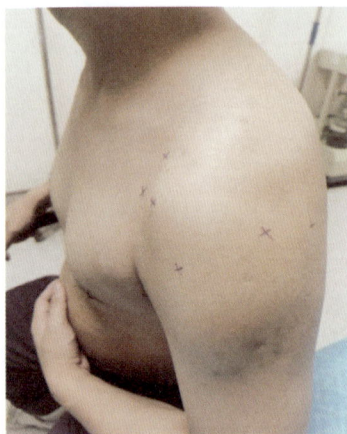
图3-4

（1）第一支针刀松解肱二头肌短头起点——喙突顶点的外1/3处，针刀体与皮肤垂直，刀口线与肱骨长轴一致，按四步操作规程进针刀，直达喙突顶点的外1/3骨面，纵向疏离横向剥离各3刀，范围0.5cm。

（2）第二支针刀松解肩胛下肌止点——肱骨小结节点针刀体与皮肤垂直，刀口线与肱骨长轴一致，按四步操作规程进针刀，直达肱骨小结节骨面，纵向疏离横向剥离各3刀，范围0.5cm。

（3）第三支针刀松解肱二头肌长头在结节间沟处的粘连。针刀体与皮肤垂直，刀口线与肱骨长轴一致，按四步操作规程进针刀，直达肱骨结节间沟前面的骨面，先用提插刀法松解3刀，切开肱横韧带，然后顺结节间沟前壁，向后做弧形铲剥3刀。

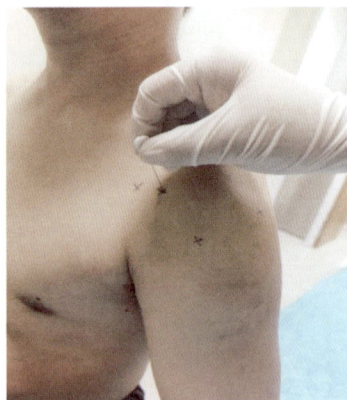
图3-5

（4）第四支针刀松解小圆肌止点——肱骨大结节下方，针刀体与皮肤垂直，刀口线与肱骨长轴一致，按四步操作规程进针刀，达肱骨大结节下方的小圆肌止点，用提插刀法松解3刀。

4.术毕，拔出针刀，局部压迫止血3min后，创可贴覆盖针眼。

### （二）对肩关节外展功能明显受限的患者可松解三角肌的粘连和瘢痕

1.体位：端坐位。

2.定点：三角肌前、中、后3束肌腹部及三角肌的止点。将选定的治疗点用记号笔标明。

3.消毒：在施术部位，用碘伏消毒两遍，然后铺无菌洞巾，使治疗点正对洞巾间。

4.麻醉：用1%利多卡因局部浸润麻醉，每个治疗点注射药物1mL。

5.操作：

（1）第一支针刀松解三角肌后束肌腹，针刀体与皮肤垂直，刀口线与肢骨长轴一致，按四步操作规程进针刀，针刀经皮肤、皮下组织、筋膜达三角肌肌腹的后束，纵向疏离、横向剥离3刀，范围0.5cm。

（2）第二支针刀松解三角肌中束肌腹，针刀体与皮肤垂直，刀口线与肱骨长轴一致，按四步操作规程进针刀，针刀经皮肤、皮下组织、筋膜达三角肌肌腹的中束，纵向疏离、横向剥离各3刀，范围0.5cm。

（3）第三支针刀松解三角肌前束肌腹，针刀体与皮肤垂直，刀口线与肱骨长轴一致，按四步操作规程进针刀，针刀经皮肤、皮下组织、筋膜达三角肌肌腹的前束，纵向疏离、横向剥离各3刀，范围0.5cm。

（4）第四支针刀松解三角肌止点，针刀体与皮肤垂直，刀口线与肱骨长轴一致，按四步操作规程进针刀，针刀经皮肤、皮下组织、筋膜，直达肱骨面三角肌的止点，纵向疏离、横向剥离各3刀，范围0.5cm，刀下有紧涩感时，调转刀口线90°铲剥3刀，范围0.5cm。

术毕，拔出针刀，局部压迫止血3min后，创可贴覆盖针眼。

## 二、临床操作要点及注意事项

喙突处松解。喙突顶点范围只有0.8cm左右，但却是5块肌肉及其韧带的起止点，针刀对肩周炎的喙突松解部位位于喙突的外1/3处，以松解到肱二头肌短头起点。如果在中1/3或者内1/3松解，则难以起效，还可能损伤其他组织。

防止头静脉损伤。头静脉起于手背静脉网的桡侧，沿前臂桡侧上行至肘窝，在肱二头肌外侧沟内继续上行，经过三角肌胸大肌间沟，再穿胸锁筋膜汇入腋静脉或者锁骨下静脉。在做肱骨小结节处肩胛下肌止点松解及肱骨结节间沟处肱二头肌长头起点松解时，表面是头静脉的走行路线。预防头静脉损伤的方法是先确认三角肌胸大肌间沟，旁开0.5cm进针刀，严格按照四步操作规程操作，即可避免损伤头静脉。

## 三、辅助疗法

1. 无论病程长短，症状轻重，均应每日进行肩关节的主动活动。
2. 早期给予患者理疗、针灸、适度的推拿按摩，热敷，可改善疼痛症状。
3. 体外冲击波（ESWT）治疗肩周炎，可以加速改善患者的症状。
4. 疼痛持续、夜间难以入睡时，服用非甾体类抗炎药、糖皮质激素。
5. 关节内糖皮质激素注射，皮质类固醇注射可加速粘连性囊炎患者的疼痛缓解。
6. 肩外因素所致肩周炎除局部治疗外，还需对原发病进行治疗。

# 第二节　三角肌滑囊炎

三角肌滑囊炎可因直接或间接的外伤引起，大多数病例是继发于肩关节周围组织的损伤和退行性变，尤以滑囊底部的冈上肌腱的损伤、退行性变、钙盐沉积最为常见。由于损伤或长期受挤压、摩擦等机械性刺激，使滑囊壁发生充血、水肿、渗出，从而引起肩部疼痛和活动受限为主要表现的一种病症。

## 【功能解剖与病因病理】

### 一、功能解剖

三角肌是一个底向上、尖向下的三角形肌肉，位于肩部皮下，从前、后、外侧包裹着肩关节，是一块多羽状肌。肩部的膨隆外形即由此肌所形成。肌束分前、中、后3部。起点：前部肌束起自锁骨外侧半，中部肌束起自肩峰，后部肌束起自肩胛冈。止点：肱骨三角肌粗隆。支配神经：发自脊神经臂丛的腋神经。三角肌滑液囊是在三角肌和肩关节之间的一个滑液囊，有时此囊与肩峰下滑液囊相通（图3-6、图3-7）。

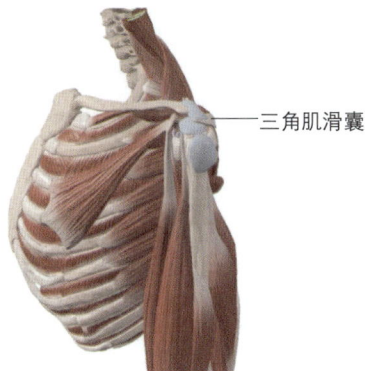

———三角肌滑囊

图3-6

## 二、病因病理

三角肌滑囊受到损伤（包括外伤和劳损），导致囊壁的膜性通道被修复而来的瘢痕组织所堵塞，囊内的滑液排不出来，使滑囊臌胀，造成酸、胀、痛。由于滑液失去供应，冈上肌、冈下肌、小圆肌筋膜得不到润滑，肩部肌肉活动失去灵活性，而酸痛不适。

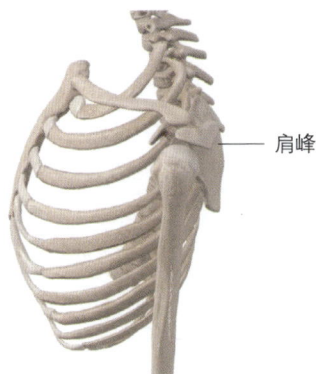

———肩峰

图3-7

# 【诊断】

## 一、诊断要点

三角肌滑囊炎的患者，均主诉肩部酸痛不适、上肢上举外展困难。患病日久者，患者自觉在活动上肢时，肩部有摩擦音和弹响声。

1. 有外伤史和劳损史。
2. 在肩峰下滑囊下缘，肩关节下缘有摩擦音或弹响声。
3. 肩关节下缘三角肌中上部位有轻度高起，皮肤发亮。
4. 让患侧上肢主动外展上举，肩部疼痛加重，或患者拒绝做此动作。

## 二、鉴别诊断

1. 钙化性肌腱炎：钙化性肌腱炎指钙盐沉着于肌腱中，最常见于肩关节的肩袖肌腱，多见于30~50岁的运动人群，糖尿病患者的发病率较高。钙化性肌腱炎并不一定会引起症状，出现疼痛时1~4周后大多可自行缓解。

2. 肩袖损伤：肩袖挫伤使肌腱充血、水肿乃至发生纤维变性，是一种可复性损伤。肌腱表面的肩峰下滑囊伴有相应的损伤性炎性反应，滑囊有渗出性改变。肩袖肌腱纤维的部分断裂可发生于冈上肌腱的关节面侧（下面）或滑囊面侧（上面），以及肌腱内部。不完全性断裂未获妥善处理或未能修复时常发展为完全性断裂。完全性断裂是指肌腱全层断裂，使盂肱关节与肩峰下滑囊发生贯通性的损伤。此种损伤多见于冈上肌腱，其次为肩胛下肌腱，小圆肌腱较少发生。冈上肌腱与肩胛下肌腱同时受累者多见。

# 【治疗】

## 一、针刀治疗

患者端坐，患侧上肢自然下垂，前臂放于同侧腿上，在肩关节外侧下缘，明亮高起处进针。刀口线和三角肌纤维走向平行刺入，深度约2cm，不能达到骨面，在冈上肌、冈下肌腱膜缘纵向切开2～3点（图3-8、图3-9）。出针，覆盖无菌小纱布块，按压针孔2～3min。治疗后大多患者立即感到上肢活动灵活，肩部舒适。一般一次即愈。

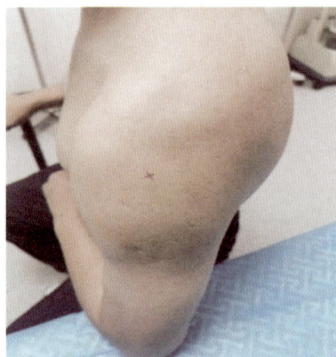

图3-8

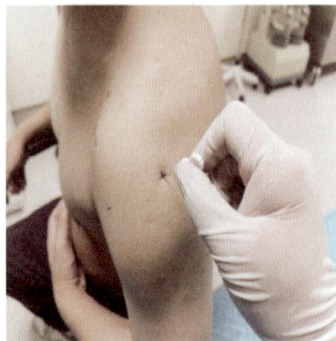

图3-9

## 二、临床操作要点及注意事项

1. 三角肌滑囊炎的诊断应慎重，有时易与肱骨骨髓炎或肱骨上端的恶性肿瘤相混淆。前者症状重，常伴有严重的炎症症状，如高热，严重肿胀，疼痛，白细胞明显增高等。试行穿刺可得脓液，穿刺液镜检有脓细胞等，可确认为急性化脓性炎症，与滑囊炎绝对不同；此病早期X线片不易观察到明显骨破坏，需要15～20天后方能出现X线片的改变，故应特别注意。但是，目前这样的患者已经很少见了。肱骨上端的恶性肿瘤则多侵犯青少年，肿胀不明显，多疼痛较重，X线片可发现肿瘤改变。所以应拍摄肱骨及肩部X线片以资鉴别。

2. 对于慢性期粘连、瘢痕的病变，要以松解、剥离为主，因此要疏通、剥离得足够方可，所以纵横疏通、剥离幅度要大些。

## 三、辅助疗法

可以采用热敷、理疗或选择骨科洗药给予局部熏洗。如果患者疼痛情况比较明显，可以在滑囊部位进行局部的封闭注射。

# 第三节 肱骨外上髁炎

肱骨外上髁炎俗称"网球肘"，是多种原因引起的慢性损伤性肘部疾病。是以肘关节外上髁局限性疼痛为主要表现，并影响臂腕功能的慢性、劳损性疾病。本病的发生与职业、工种有关，例如前臂伸肌群长期反复用力旋前、旋后，腕部活动用力过久、过猛，致使肌腱部分损伤、肱骨外上髁骨膜炎、桡骨头环状韧带退行性变化、前臂伸肌总腱深面滑囊炎、皮下血管神经束的绞窄及桡神经关节支的神经炎等。

## 【功能解剖与病因病理】

### 一、功能解剖

肱骨下端外侧的一个骨性突起，即肱骨外上髁。是前臂伸肌腱的总起点，外上髁是前臂前区8块肌肉，即肱桡肌、桡侧腕长伸肌、桡侧腕短伸肌、指伸总肌、小指伸肌、尺侧腕伸肌、旋后肌和肘肌的附着部位。肱骨外上髁下部也是肘关节桡侧副韧带的附着点，桡侧副韧带也附着于桡骨环状韧带，肱骨外上髁炎，主要病变在此韧带。当肘关节强度内收时，可通过桡侧副韧带牵拉桡骨环状韧带，引起疼痛。外上髁前下方约2.5cm远，恰在伸肌隆起后缘的凹窝内为桡骨头所在。当前臂做旋前旋后动作时，可触及桡骨头转动（图3-10、图3-11）。

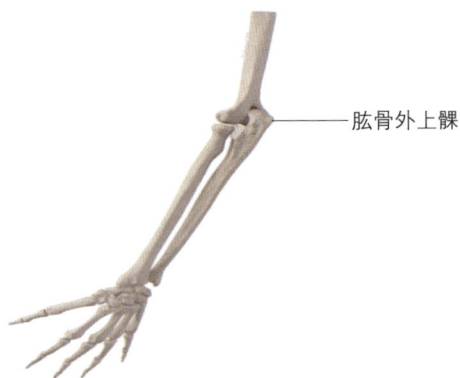

图3-10

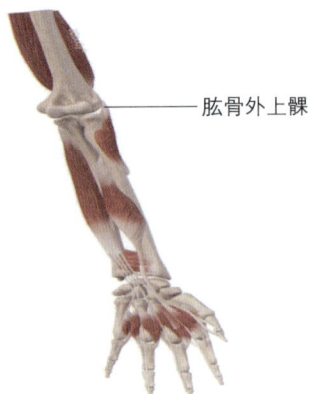

图3-11

## 二、病因病理

肱骨外上髁是前臂伸肌腱的起点，因此当这些肌肉在伸腕、伸指和前臂旋后运动时，由于长期、多次、大强度的牵拉外上髁，使外上髁发生末端病样改变和无菌性的炎症反应。本病易发生于需要经常做旋转前臂和伸屈肘、腕关节，或长时间从事上述一个单一动作的劳动者，如木工、网球运动员、钳工、泥瓦工等，或者偶然从事需要收缩上述肌肉的单纯臂力活动者。都会引起附着于外上髁部的肌腱筋膜的慢性损伤，从而产生局部充血、水肿，并可在渗出、粘连处，部分肌腱、筋膜纤维发生断裂等。也有认为急性直接暴力作用于肘外侧时，使肱骨外上髁和周围其他的软组织发生了破坏、断裂、出血、水肿等病理改变而发病。

## 【诊断】

### 一、诊断要点

1. 一般无明显的外伤史。与特殊工作性质及生活习惯密切相关，常见经常使用前臂旋转工作劳损史及过度的运动损伤史，如家庭主妇、厨师、钳工等。

2. 自觉患侧上肢运动时肘外侧疼痛，尤以握拳、伸腕或旋转动作时为明显，重者可引起整个上肢疼痛。常影响握持工具，无力拧毛巾。

3. 肘关节外侧，相当于肱骨外上髁、肱桡关节和桡骨头的外缘可以找到明显压痛点。

4. 有些患者可以在肱骨外上髁处触及轻微的骨性隆起。

5. Mill's试验阳性。

6. X线片显示关节无明显病变。

## 二、鉴别诊断

1. 肘关节骨折：主要表现为肘关节疼痛、活动受限，通常有明确的外伤史。X线片可见明显的骨折线。

2. 肘关节骨性关节炎：主要表现为肘关节间隙变窄，并伴有骨质增生和破坏等。

3. 肱骨内上髁炎：又称高尔夫球肘，主要症状为肘内侧的疼痛。

4. 肘部神经卡压：由于肘部有多条神经穿过，当这些神经受到肘关节骨赘、肿瘤压迫时，就会产生肘关节外侧疼痛症状，疼痛通常为持续性，可伴有麻木感。肌电图可以显示神经是否受压，有助于做出准确的鉴别诊断。

5. 神经根型颈椎病：可表现为上肢外侧疼痛，为放射性痛，手及前臂有感觉障碍区。无肱骨外上髁局限性压痛。

# 【治疗】

## 一、针刀治疗

1. 体位：坐位，肘关节屈曲90°平放于治疗台上。或仰卧位，肘关节屈曲放于胸前。

2. 定点：肱骨外上髁骨突，或周围敏感点（图3-12、图3-13）（注意肱骨外上髁的周围点很重要）。

3. 器械：多选择直径为1.0mm，长度为5cm的针刀。

4. 操作：局部皮肤消毒浸润麻醉，右手持针刀，左手按压局部（刀口线和前臂纵轴平行），垂直刺入达骨面，然后行纵横摇摆疏通剥离松解2～3下，出针刀。根据情况也可以向肱骨外上髁两侧推铲剥离。

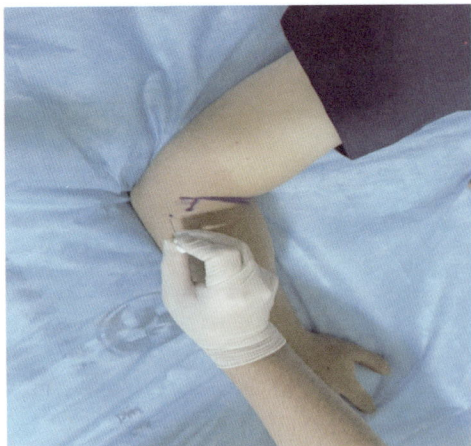

图3-12

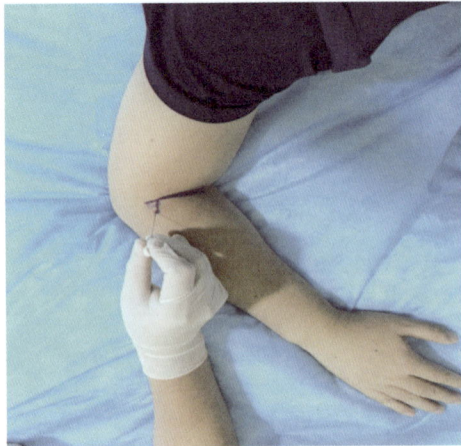

图3-13

## 二、临床操作要点及注意事项

1. 治疗期间及痊愈后，应去除病因，避免伸肌总腱的劳损，以防复发。

2. 针刀操作一定要到位，要彻底将粘连瘢痕剥开，达到手下有松动感方可。

3. 临床若遇效果不明显的患者，应对肱骨外上髁周围进行全面检查，如有多个压痛点，逐个进行松解。

## 三、辅助疗法

1. 手法按摩：患者取坐位，患侧上肢自然地置于诊疗桌上。医生面对患者，一手在前臂伸肌群用滚法，另一手握住患肢手部配合前臂做旋前、旋后的被动运动，2~3min。医生一手托住患者肘部，另一手握住腕部，双手配合先使肘关节、腕关节尽量屈曲，然后将前臂完全旋前，再将肘关节伸直。此为松解肱骨外上髁粘连的较理想方法，可重复3~5次。

2. 针灸治疗：主穴为曲池、阿是穴。

3. 物理治疗：超短波、红外线可促进血液循环，加强局部渗出物的吸收，消除肌肉痉挛，增强软组织的伸展性，抗炎止痛，提高肘关节的灵活性。

# 第四节　肱骨内上髁炎

肱骨内上髁炎，又称高尔夫球肘。是指因外伤或劳损导致尺侧屈腕肌处于紧张收缩状态，从而易使其肌腱的附着点发生无菌性炎症，以肘内侧疼痛、活动受限为主要临床表现的疾病。

## 【功能解剖与病因病理】

### 一、功能解剖

肱骨内上髁是肱骨干骺端于滑车之间偏内侧的骨性隆起，为桡侧腕屈肌、掌长肌、指浅屈肌、尺侧腕屈肌和旋前圆肌的起始部，除尺侧腕屈肌为尺神经支配外，其余各肌肉均为正中神经所支配（图3-14、图3-15）。该髁背面与肱骨滑车之间有尺神经沟，沟内有尺神经通过。

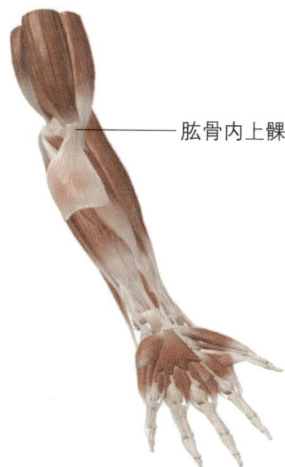

肱骨内上髁

图3-14

### 二、病因病理

肱骨内上髁是前臂屈肌总腱附着点，由于长期劳累，腕屈肌起点反复受到牵拉刺激，引起肱骨内上髁肌腱附着处产生慢性无菌性炎症。或是外伤时，腕关节处于背伸，前臂处于外展旋前位引起肱骨内上髁肌肉起点的撕裂，伤后的血肿、炎性肌化、粘连或钙化。也可因外伤引起的肱骨内上髁处走行的血管神经束或尺神经皮支受压所致。

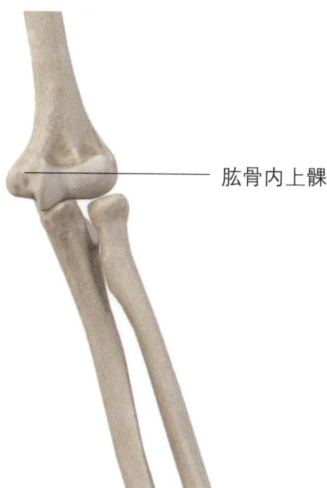

肱骨内上髁

图3-15

## 【诊断】

### 一、诊断要点

1. 病史：肘、腕关节劳损史或外伤史。

2. 症状：肘关节内侧疼痛，疼痛可向内上臂及前臂尺侧腕屈肌放射。尤其前臂旋前和主动屈腕时明显。前臂旋前受限或屈腕活动受限，如合并创伤性尺神经炎者，可出现前臂及手的尺侧疼痛、麻木，严重者出现尺神经支配区肌力减弱。

3. 体征：旋臂伸腕试验阳性。做抗阻力的腕关节掌屈和前臂旋前动作引起肘关节内侧疼痛。

4. 影像学检查：X线片多无异常表现，晚期时可出现局部骨膜增生。

### 二、鉴别诊断

1. 肘关节骨性关节炎：此病为退行性疾病，多见于中老年。由于肘部长期紧张用力导致局部疼痛不适，不局限于一侧，晨起或屈肘支撑时症状明显，肿痛无力，屈伸时可闻及关节摩擦声。X线片可见关节间隙变窄，骨质增生。

2. 肘关节尺侧副韧带损伤：明显外伤扭挫史，多合并滑膜损伤、关节肿胀，内侧间隙压痛，伸肘屈肘外翻痛阳性。X线片可见关节间隙增大。

## 【治疗】

### 一、针刀治疗

1. 体位：患者取坐位，肘关节伸展，掌面朝上。

2. 定点：肱骨内上髁痛点处或硬结处（图3-16、图3-17）。

3. 操作：定点施术部位消毒两遍，然后铺无菌洞巾。麻醉用1%利多卡因局部浸润麻醉。使小针刀刀口线和屈肌腱走向平行，针体和进针点与骨平面垂直，注意不要伤及尺神经，刺达骨面后，先用纵向疏通剥离法施术，再用切开剥离法，如有瘢痕结节，需进行切开剥离。出针术毕，拔出针刀，局部压迫止血3min后，创可贴覆盖针眼。

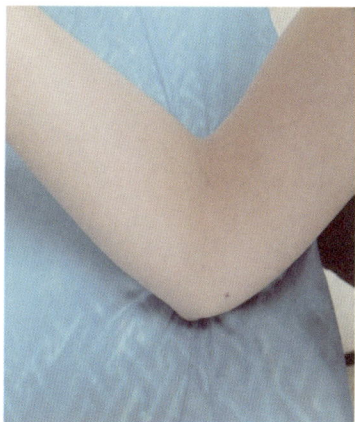

图3-16

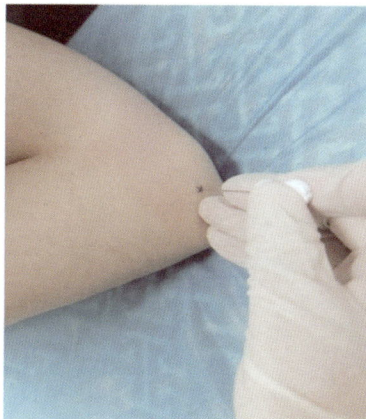

图3-17

## 二、临床操作要点及注意事项

1. 术后避免肘关节支撑活动，防止病情加重或复发，同时注意防寒保暖，促进局部炎症吸收。

2. 针刀治疗时定位准确，勿损伤肘关节内侧的尺神经。

## 三、辅助疗法

手法治疗：先在肘部痛点及其周围行揉按手法，3～5min，然后术者一手托住患肘内侧，一手握住患肢腕部，先伸屈肘关节数次，再将肘关节快速屈曲数次，同时做旋转动作。如直肘旋后位，快速屈曲同时旋前；直肘旋前位，快速屈曲同时旋后。

# 第五节　肘管综合征

肘管综合征又称创伤性尺神经炎、迟发性尺神经炎等，是指尺神经在肘部尺神经沟处受压而产生的一系列神经损伤症候群，如尺神经支配区感觉障碍，手部无力，骨间肌及拇收肌萎缩，爪形手畸形，手指内收外展受限等。

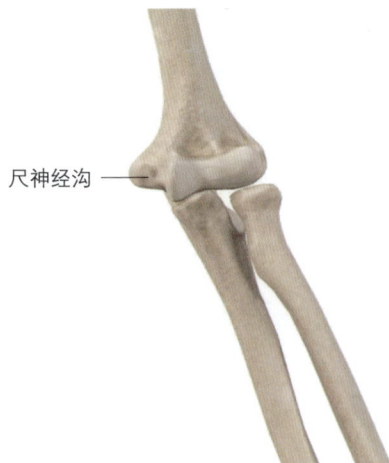

图3-18

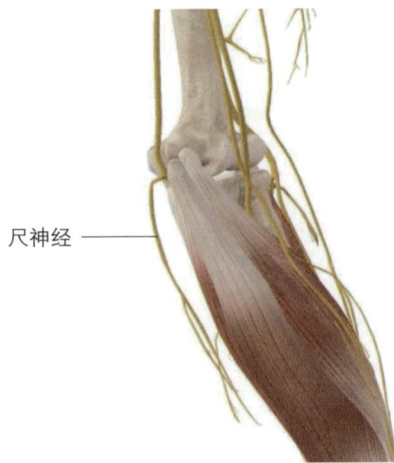

图3-19

# 【功能解剖与病因病理】

## 一、功能解剖

　　肘管是肱骨内上髁与尺骨鹰嘴之间窄而深的沟；内侧为内上髁，外侧为鹰嘴，管底为尺神经沟。内上髁与鹰嘴之间由腱膜覆盖，形成骨性纤维鞘管。肘管的大小随肘关节屈伸而变化，该管长1.5~2cm，上端开口于肱三头肌内侧头下极，下端开口于尺侧腕屈肌的肱骨头和尺骨头之间，外侧紧贴肘关节囊、尺侧副韧带及鹰嘴内侧面（图3-18、图3-19）。尺神经在此管中伴以尺侧上、下副动静脉和尺侧返动静脉通过肘部。尺神经离开肘管出口后，即行于尺侧腕屈肌及指深屈肌之间，在前臂的下半部行于尺侧腕屈肌的桡侧，位于前臂筋膜的深面，向下经腕横韧带浅面至手。尺神经在前臂支配尺侧腕屈肌及指深屈肌的尺侧半，在手部，支配尺侧一个半手指的皮肤感觉。

## 二、病因病理

　　引起肘管综合征的原因可分为内源性或外源性。

　　1. 内源性神经卡压是指由于各种解剖结构异常而导致的神经卡压，如Struthers弓、滑车上肘肌、上臂内侧肌间隔、前臂深屈肌腱膜、肘管支持带、肱三头肌内侧头、肘部畸形（先天性或创伤后）、局部占位性病变（脂肪瘤、骨软骨瘤等）、肘关节骨性关节炎等，均可成为尺神经卡压的直接原因。

2. 外源性神经卡压可由以下一些原因引起。①手术后麻痹：在外科手术后出现症状，特别是骨科手术和心脏手术后。②麻醉后麻痹：是由于长时间麻醉时，上臂和肘部的位置不当，使神经受到压迫。③止血带麻痹：是由于不适当或过长时间使用止血带所致。④职业性尺神经卡压：工作时经常保持屈肘位，易导致肘部尺神经卡压的发生。屈肘时肘部尺神经更易受到卡压，其机制是屈肘时尺神经受到牵拉摩擦，使肘管内压力升高。目前一般认为，尺神经受牵拉后内部张力的上升对神经内微循环造成影响，从而导致神经传导功能障碍。⑤其他：如肘内侧钝击伤可引起急性神经卡压，习惯性屈肘休息或睡眠也可诱发尺神经的卡压。

# 【诊断】

## 一、诊断要点

1. 症状：早期仅在写字、绘画、缝衣服等手部精细动作时感到不灵活、有沉重感、手指易疲劳等，继而出现环指、小指、小鱼际区麻木和刺痛感。有时可牵及上臂内侧、腋窝甚至乳房部疼痛。

2. 体征：常见的体征是尺神经支配区感觉障碍（手部尺侧一个半手指、小鱼际及尺侧手背部感觉障碍）、肌肉萎缩、肌力减退、肘部尺神经滑脱或增粗、肘外翻畸形、屈肘试验阳性、肘部Tinel征阳性等。

3. 物理检查：X线片可发现肘部骨性结构的异常。电生理检查对肘管综合征的诊断与鉴别诊断，特别是一些复杂病例的诊断，有一定的参考价值。

## 二、鉴别诊断

1. 胸廓出口综合征：Adson试验阳性，症状以针刺样和烧灼样疼痛开始，疼痛范围广泛，可达腋下、前臂内侧及手掌。上肢伸展、外旋运动，均可使疼痛加重，手臂内收和屈肘时可使疼痛减轻。

2. 神经根型颈椎病：压顶试验阳性，臂丛神经牵拉试验阳性、项强、颈椎棘突旁压痛，伸屈肘关节不能使症状加重，肘管部Tinel征阴性。

# 【治疗】

## 一、针刀治疗

运用针刀整体松解肘管弓状韧带、肱三头肌、尺侧腕屈肌在肱骨内上髁弓弦结合部的粘连、瘢痕及挛缩（点）；松解肘管弓状韧带、肱三头肌、尺侧腕屈肌等弦（线）之间的粘连、瘢痕及挛缩；同时佐以康复理疗、药物治疗，促进局部血液循环和新陈代谢以恢复肘部弓弦力学解剖系统的力平衡。从而为肘部弓弦在冠状面、水平面、矢状面上所形成的立体网络状的力平衡失调创造自我修复条件。

1.体位：患者取坐位，患侧肩关节外展90°，肘关节屈曲90°。

2.定点：肱骨内上髁、尺骨鹰嘴（图3-20、图3-21）。

3.消毒：在施术部位，用碘伏消毒两遍，然后铺无菌洞巾，使治疗点正对洞巾中间。

4.麻醉：用1%利多卡因局部浸润麻醉，每个治疗点注药1mL。

5.器械：刀具Ⅰ型4号直形针刀。

6.操作：

（1）第一支针刀松解肘管弓状韧带起点，在肱骨内上髁定位。针刀体与皮肤垂直，刀口线与尺侧腕屈肌纤维方向一致，按四步进针刀规程进针刀，从定位处刺入，针刀经皮肤、皮下组织，直达肱骨内上髁骨面，针刀沿骨面向后，提插刀法切割3刀，范围0.5cm。

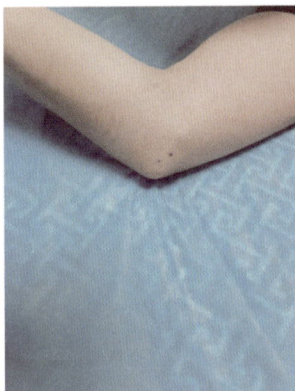

图3-20

（2）第二支针刀松解肘管弓状韧带止点，在尺骨鹰嘴内缘定位。针刀体与皮肤垂直，刀口线与尺侧腕屈肌纤维方向一致，按四步进针刀规程进针刀，从定位处贴鹰嘴内缘进针刀，针刀经皮肤、皮下组织，直达尺骨鹰嘴骨面，针刀沿骨面向后，提插刀法切割3刀，范围0.5cm。

术毕，拔出针刀，局部压迫止血3min后，创可贴覆盖针眼。

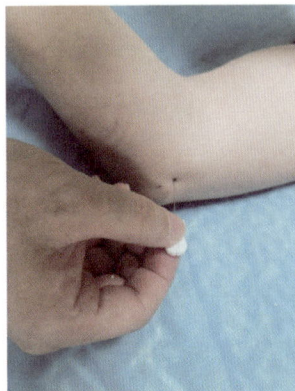

图3-21

## 二、临床操作要点及注意事项

1. 术后避免肘关节的支撑活动，以防病情加重或复发，同时要防寒保暖，促进局部炎症吸收。

2. 术时勿刺入肘关节囊，切勿损伤肘关节内侧的尺神经。

## 三、辅助疗法

对初发和症状轻微者可先用营养神经药物（如维生素$B_1$等），局部封闭治疗（肘管内注射醋酸氢化可的松），用夹板维持肘关节屈曲30°～40°。

# 第六节　尺骨鹰嘴滑囊炎

尺骨鹰嘴滑囊炎，又称肘后滑囊炎、矿工肘。是指肱三头肌腱附着于鹰嘴处的两个滑囊，因外伤或劳损导致局部充血、水肿、渗出、囊内积液、滑囊肥厚为特征的疾病。好发于矿工，因矿工在工作时肘尖部经常受压、摩擦。

## 【功能解剖与病因病理】

### 一、功能解剖

肘关节后部皮肤厚而松弛，移动度大，浅筋膜不甚发达。肘关节后部共有两个滑囊，即尺骨鹰嘴滑囊和肱三头肌滑囊（图3-22），前者位于鹰嘴部皮下最易损伤，后者位于肱三头肌腱下方。两个滑囊不与关节囊相通。它们起着润滑肌腱、减少摩擦等作用。肱骨内上髁与尺骨鹰嘴之间有尺神经通过，治疗时避免损伤尺神经。

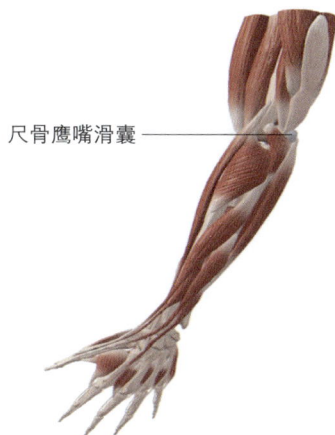

尺骨鹰嘴滑囊

图3-22

## 二、病因病理

本病可因急性外伤或劳损引起。急性损伤后，滑囊出现充血、水肿和渗出液增加，渗出液多为血性。慢性损伤多因肘部长期摩擦或碰撞引起两个滑囊渗出液增多，滑囊壁增厚、纤维化。体格检查时皮下可闻及摩擦音或触及软硬不同的块样物质，此为机化的滑囊壁。

# 【诊断】

## 一、诊断要点

1. 病史：肘部长期支撑工作史或明确的肘部外伤史。
2. 症状：肘后疼痛，屈伸肘关节时疼痛明显。
3. 体征：肘尖部可触及半球形肿物，可移动、压痛不明显。当囊壁肥厚纤维化，内有黏液，触之可闻及磨砂音或捻发音。
4. 影像学检查：X线片有时可见肥厚、肿胀的滑囊阴影。晚期可见钙化阴影。

## 二、鉴别诊断

1. 肱三头肌腱炎：该病疼痛部位位于肘尖部，但局部多无肿胀，无肥厚隆起的滑囊，肱三头肌抗阻力试验阳性。检查方法为患者肘关节屈曲，在抗阻力下伸直肘关节，肘后疼痛。

2. 尺骨鹰嘴骨折：明确外伤史，局部肿胀明显，疼痛剧烈，可闻及骨擦音，X线片可鉴别。

3. 梅毒性与痛风性滑囊炎：前者根据病史和血液检查，可协助鉴别诊断。后者尿酸含量增高并伴典型关节痛，自滑囊抽出液中可见尿酸结晶，若为肱三头肌深处滑囊炎，肿胀多不明显，疼痛多涉及鹰嘴两侧。

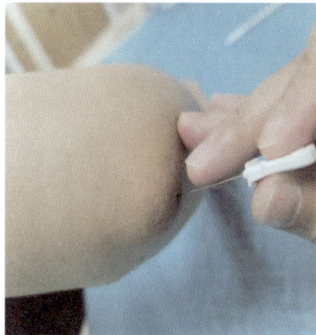

图3-23

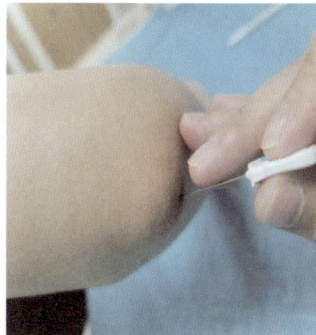

图3-24

# 【治疗】

## 一、针刀治疗

1. 体位：患者取坐位，患肢背屈放于治疗台上；也可俯卧位，屈曲肘关节。

2. 定点：尺骨鹰嘴痛点处、肿物硬结处（图3-23、图3-24）。

3. 消毒：定点施术部位用碘伏消毒两遍，然后铺无菌洞巾。

4. 麻醉：用1%利多卡因局部浸润麻醉。

5. 操作：针刀垂直于肘后的局部皮肤，刀口线和肱三头肌纤维平行刺入，直达囊腔。如有滑囊液流出即抽取液体。然后，以进针点为中心多方位充分剥离松解滑囊，可以直透至尺骨鹰嘴骨面。

术毕，拔出针刀，局部压迫止血3min后，创可贴覆盖针眼。

## 二、临床操作要点及注意事项

1. 术后避免肘关节支撑活动，防止病情加重或复发，同时防寒保暖，促进局部炎症吸收。

2. 针刀治疗时定位准确，勿损伤肘关节内侧的尺神经。

## 三、辅助疗法

手法治疗：术后可按压进针处片刻，然后屈伸肘关节数次。关节功能受限明显者，可做前臂旋前与旋后屈伸10～20次/组，每天3组。

# 第七节　旋后肌综合征

旋后肌综合征是指桡神经深支，即骨间背侧神经受压后所产生的，以肌力减弱、麻痹为主要临床表现的综合征。

## 【功能解剖与病因病理】

### 一、功能解剖

旋后肌起于肱骨外上髁、尺骨外侧缘的上部，肌束向外下，止于桡骨前面的上1/3，具有使前臂旋后的功能（图3-25）。桡神经在肱骨中段紧贴肱骨，在肘关节处分为浅支和深支。浅支，主要为感觉纤维，分布在前臂远端桡侧及桡背侧，常有分支支配桡侧腕短伸肌；深支，即骨间背侧神经，进入旋后肌深浅层之间，背侧骨间神经主要支配前臂伸肌群的运动。

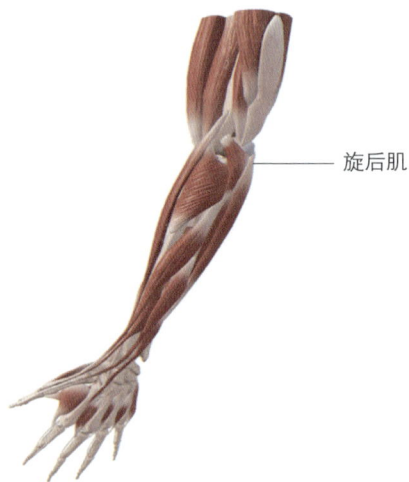

旋后肌

图3-25

### 二、病因病理

旋后肌浅层近侧边缘为腱性组织，称旋后肌腱弓，背侧骨间神经在此部位只有很小的活动范围，因而很容易受到压迫产生相应神经压迫症状。如局部发生脂肪瘤、血管瘤、腱鞘囊肿等占位性病变也可造成神经压迫症状。肘关节病变、外伤，肘内翻或软组织损伤形成瘢痕粘连、压迫，或重复较重的劳动摩擦，均可引起本病。

# 【诊断】

## 一、诊断要点

1. 病史：前臂劳损史或外伤史。

2. 症状：前臂背侧近端局部持续性疼痛，无放射感，前臂活动时疼痛可稍有缓解，静息时疼痛症状加重。

3. 体格检查：压痛点多位于桡骨小头背外侧，为旋后肌腱弓压迫骨间背侧神经的投影处。后期可出现骨间背侧神经支配肌肉的萎缩。

4. 物理检查：肌电图可显示局部神经传导受阻，伸指、伸拇肌出现肌纤维震颤。X线片可见局部骨性异常或软组织肿物阴影。

## 二、鉴别诊断

肱骨外上髁炎：本病具有放射性疼痛症状，无伸拇功能受限及各掌指关节功能受限，前臂旋前伸肘活动时疼痛明显。

# 【治疗】

## 一、针刀治疗

1. 体位：患者取坐位，前臂旋前位。

2. 定点：桡骨小头背侧痛点处或硬结处。

3. 消毒：定点施术部位用碘伏消毒两遍，然后铺无菌洞巾。

4. 麻醉：用1%利多卡因局部浸润麻醉。

5. 操作：使小针刀刀口线和旋后肌浅层走向平行，针体和进针点与皮肤表面垂直，注意不要伤及骨间背侧神经。刺达旋后肌腱弓后，先用纵行疏通剥离法施术，再用切开剥离法，如有瘢痕结节，需做切开剥离。

术毕，拔出针刀，局部压迫止血3min后，创可贴覆盖针眼。

## 二、临床操作要点及注意事项

术后避免前臂旋转活动，防止病情加重或复发，同时注意防寒保暖，促进局部炎症吸收。

针刀治疗时定位准确，勿损伤骨间背侧神经。

## 三、辅助疗法

手法治疗：于疼痛部位，术者将拇指置筋结之上，深压着骨，稳力分筋2～3次。

# 第八节　腕管综合征

腕管综合征是指由于腕管内容积减少或压力增高，使正中神经在腕管内受压，出现相应的临床症状。好发于女性，主要表现为桡侧3～4个手指麻木、疼痛。夜间或清晨较明显，疼痛可放射到肘部，有时拇指外展、对掌无力。又称迟发型正中神经麻痹和腕管狭窄症。

## 【功能解剖与病因病理】

### 一、功能解剖

腕管为腕掌侧一个骨性纤维管道，其桡侧为舟状骨及大多角骨，尺侧为豌豆骨及钩状骨，背侧为头状骨、舟状骨、小多角骨及覆盖其上的韧带，掌侧为腕横韧带（图3-26、图3-27）。腕管内有拇长屈肌腱、指浅屈肌腱、指深屈肌腱及正中神经通过。

### 二、病因病理

任何能使腕管内容物增多、增大或使腕管容积缩小的因素均可导致本病。多数

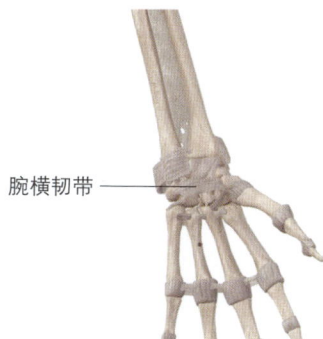

腕横韧带

图3-26

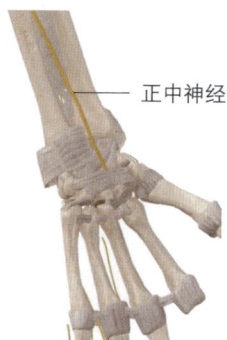

正中神经

图3-27

患者病因不明，主要与以下因素有关。①腕部外伤：包括骨折、脱位、扭伤、挫伤等，改变了腕管的形状，减少了腕管原有的容积。②腕管内各肌腱周围发生慢性炎症改变：如非特异性屈肌腱滑囊炎、类风湿性肌腱滑膜炎、急性钙化性肌腱炎等，滑膜增生，体积增大。③占位性病变：腱鞘囊肿、良性肿瘤、恶性肿瘤引起腕管内容物增多。④慢性劳损：如过度掌屈、背伸；或退行性变，腕骨骨质增生等。⑤与内分泌紊乱有关：多见于妊娠（体液滞留）、哺乳、绝经期妇女，也可见于甲状腺功能减退（改变体液平衡）、糖尿病（引起神经变性）患者等。

# 【诊断】

## 一、诊断要点

1. 症状：腕部、手掌桡侧、桡侧3个或4个手指麻木、疼痛、蚁行感。症状于夜间或清晨明显，可放射到肘、肩部。活动及甩手后减轻。上述区域感觉减弱或消失——以食指、中指末节掌面为多。

2. 体征：拇外展、屈曲和对掌肌力减弱，压迫腕掌侧、背伸腕关节可加重症状。严重者可见鱼际肌萎缩、瘫痪。拇指、食指发绀，指尖坏死或萎缩性溃疡，成为不可逆的改变。屈腕试验（Phalen征）和神经干叩击试验（Tinel征）均阳性。腕管封闭后症状明显消退。

3. 物理检查：X线片是否有骨性的压迫。肌电图检查示正中神经传导速度有无变缓。超声检查测量正中神经的截面积是诊断腕管综合征的可靠方法。

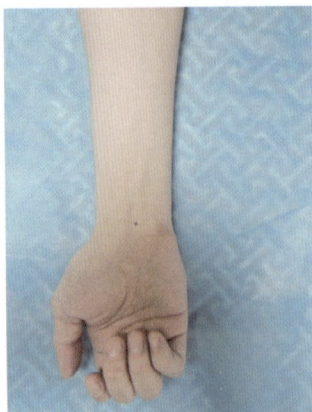

图3-28

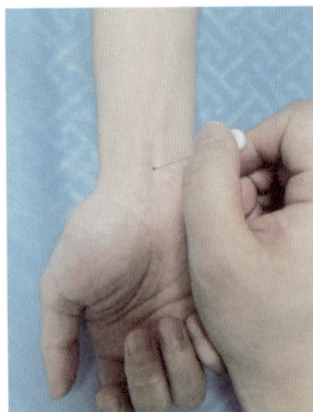

图3-29

## 二、鉴别诊断

1. 神经根型颈椎病：神经根受到刺激或压迫时，麻木区不局限于手指，往往前臂也有痛觉减退区，并且运动、腱反射也出现某一神经受压或颈髓压迫的异常变化，同时有颈部症状及体征等。

2. 多发性神经炎：症状常为双侧，不局限于正中神经，尺桡神经也可受累，呈手套状之感觉麻木区。

# 【治疗】

## 一、针刀治疗

1. 体位：患者取坐位或仰卧位，手掌心向上平放于治疗台上，腕关节背屈位。

2. 定点：腕横韧带Tinel征阳性点偏尺侧0.3cm处（图3-28、图3-29）。

3. 消毒：在施术部位用活力碘伏消毒两遍，然后铺无菌洞巾。

4. 麻醉：用1%利多卡因局部浸润麻醉。

5. 操作：刀口线与前臂纵轴平行，针刀体与皮肤垂直，按四步规程进针刀，针刀斜面刀刃向上。针刀经皮肤、皮下组织，刀下有坚韧感时即到达腕横韧带近端，然后针刀向近端探寻，当有落空感时到达腕横韧带近端，此时将针刀体向前臂近端倾斜90°，与腕横韧带平行，向上挑切腕横韧带，范围0.5cm，以切开部分腕管近端的腕横韧带。

术毕，拔出针刀，局部压迫止血3min后，创可贴覆盖针眼。将腕关节过度背伸1～2次。

## 二、临床操作要点及注意事项

1. 术后避免腕关节的过度劳累和风寒对腕关节的侵袭，禁用冷水洗手，注意保暖。

2. 在切割腕横韧带时，注意患者感觉，若出现麻木或电击样感觉，立即移动刀锋。注意正中神经以及返支体表投影，避免损伤。

3. 熟练掌握腕部解剖，切勿损伤尺、桡动静脉和神经。

## 三、辅助疗法

1. 外固定：症状明显者，用石膏托或夹板固定腕部于轻度背伸位1～2周。

2. 药物：服抗炎止痛类药物。

3. 腕管封闭：用利多卡因和类固醇制剂行腕管内注射，每周一次，3～4次为一个疗程。

# 第九节　桡骨茎突狭窄性腱鞘炎

桡骨茎突狭窄性腱鞘炎是由于拇指或腕部活动频繁，肌腱与腱鞘局部出现渗出、水肿和纤维化，造成肌腱在腱鞘内的滑动受阻而引起的临床症状。其特点是桡骨茎突部疼痛，活动受限，好发于女性。

## 【功能解剖与病因病理】

### 一、功能解剖

腕部桡骨茎突有一条纵行浅沟，骨沟与韧带形成"骨—纤维隧道"，称为桡骨

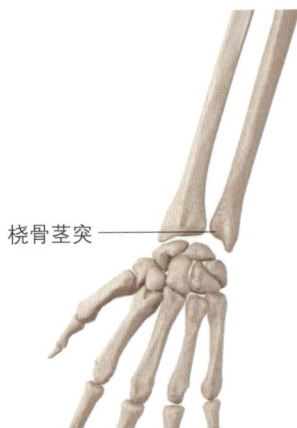

图3-30

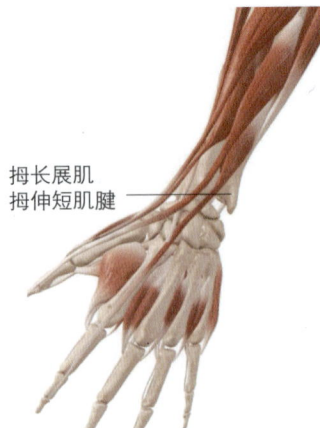

拇长展肌
拇伸短肌腱

图3-31

茎突腱鞘，拇长展肌与拇伸短肌腱通过腱鞘，分别止于第一掌骨基底和第一指骨底（图3-30、图3-31）。当腕关节活动时，肌腱与鞘管形成一定的角度，故容易发生摩擦而损伤。

## 二、病因病理

从解剖结构来看，在腕部桡骨下端茎突处的腱鞘，由于骨沟表浅、狭窄，底面凹凸不平；而沟面又被腕背侧韧带（伸肌支持带）紧紧覆盖，因此腱鞘比较狭窄。正常时，外展拇长肌和伸拇短肌的两腱只能相贴紧密地通过这一结构坚强的鞘内。此为桡骨茎突狭窄性腱鞘炎发病的首要原因。其次，外展拇长肌和伸拇短肌二肌腱在经过桡骨茎突到第一掌骨时，其屈曲角度大约为105°，女性此角更大。故当频繁地外展、背伸腕部和外展拇指、手指握物、手指内收及腕部向尺侧屈曲，特别是女性抱小孩时，其腱的折角更加变大，从而增加肌腱在狭窄腱鞘内的摩擦，造成积累性劳损。劳损后，腱鞘内壁产生炎症，不断渗出、肿胀、结痂，以至腱鞘增厚而致狭窄、硬韧。由于腱鞘内层不断结痂。在一定条件下和鞘内肌腱发生粘连，而肌腱仍在不断地运动，肌腱将再次受到挤压，发生水肿、粗大，最后导致萎缩变细。如此恶性循环，致使功能障碍。腱鞘狭窄的部位大多限于腱鞘的远端10~15mm处，弹响少见。

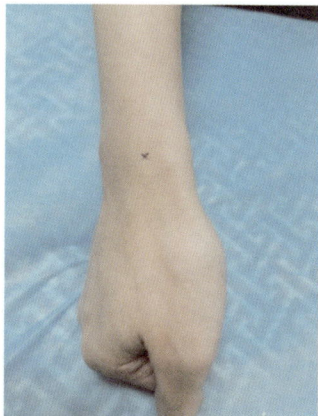

图3-32

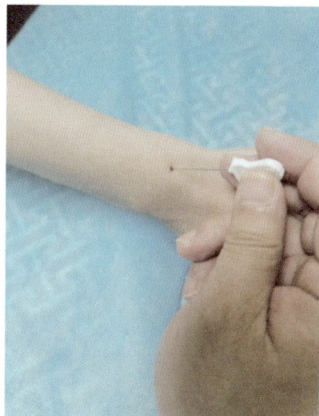

图3-33

# 【诊断】

## 一、诊断要点

1. 发病人群：常见于从事拇指长期过度用力的手工劳动者。常抱小孩的妇女易患此病。

2. 症状：桡骨茎突处有明显疼痛和压痛。急性期有局部肿胀，外展、背伸拇指时，有肌腱摩擦或握雪感。慢性期可微肿，腕部活动无力，疼痛可放射至手指或前臂。

3. 体征：局部可触及硬性结节、条索状物，压痛明显。握拳试验阳性，患手拇指屈曲放于掌心握拳，再向尺侧屈腕引起剧烈疼痛，又称握拳尺屈试验阳性。

## 二、鉴别诊断

1. 急性腱鞘感染：局部肿胀较甚，疼痛剧烈、皮温增高，压痛明显，被动伸指时疼痛明显。腋下淋巴结肿大，伴发热。血常规检查白细胞总数及分类可增高。

2. 类风湿性关节炎：好发于女性，常累及多个关节，呈对称性分布以近端指间关节为主。有乏力、消瘦、食欲减退、体重下降等全身症状。X线片提示骨质疏松，近关节面之边缘有斑点状或小囊状骨质缺损，腕关节侧呈半脱位状。实验室检查可见类风湿因子增高、红细胞沉降率加快等。

# 【治疗】

## 一、针刀治疗

　　患手轻握拳，患侧朝上放于治疗床面上，腕下部垫以薄枕。在定点前让患者紧握拳（拇指握于4指之内）并用力尺偏，令桡骨茎突和肌腱突出，便于定点。在肌腱通过的桡骨茎突处取最敏感的压痛点定点。由于病变的腱鞘可能较长，可酌情定1~2个点。刀口线绝对与肌腱走行平行，刀体与皮面垂直。快速刺入皮肤，刀锋即达浅表层腱鞘处，先行纵向切开2~3刀，再行纵向疏通、横向剥离。病情严重者，即可刺穿肌腱，在肌腱之下使刀锋接触骨面，将腱鞘再切开2~3刀，并行纵向疏通、横向剥离，刀下有松动感后出刀。让患者将患侧拇指握于4指之内，即握拳，做腕过度尺侧屈曲的动作，医生可协助用力，反复2~3次。

## 二、临床操作要点及注意事项

　　1.针刀治疗时注意勿损伤桡动脉和桡神经支，特别是鼻烟窝，因为鼻烟窝内有桡动脉穿行。
　　2.术后注意减轻手部劳动强度，腕部使用护腕固定以免再次损伤。

## 三、辅助疗法

　　手法治疗：术者一手拇指按揉桡骨茎突，另一手牵引拇指和手将腕关节尺偏3~4次，再屈伸3~4次。

# 第十节　屈指肌腱狭窄性腱鞘炎

　　屈指肌腱狭窄性腱鞘炎又叫弹响指，凡有腱鞘的部位，都可以发生腱鞘炎。手指屈肌腱由掌深横韧带的远端1cm处到指深肌止点，都包绕着腱鞘。手是人体运动器官中最复杂、最精细的器官，也是工作、生活中最重要的器官之一，所以手部屈

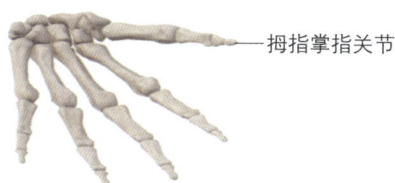

拇指掌指关节

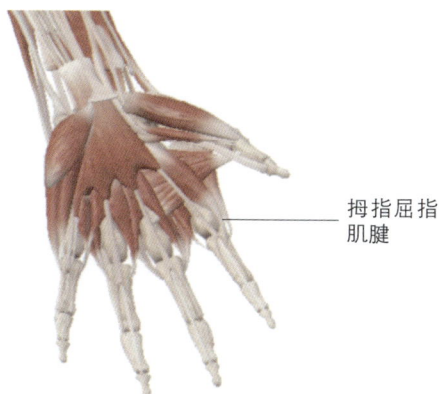

拇指屈指
肌腱

图3-34　　　　　　　　　　　　　　　　图3-35

指肌腱与腱鞘摩擦最多易引起腱鞘炎。本病以拇指发病较多，少数患者多个手指发病。本病女性多于男性，中老年家庭妇女与手工操作的工人发病较多。

## 【功能解剖与病因病理】

### 一、功能解剖

1. 拇指掌指关节：拇指掌指横纹适对掌指关节，在第一掌骨头掌面的两侧，有两个籽骨，其上横跨一横韧带，构成一个三面是骨、一面是韧带的狭小的骨纤维管，拇长屈肌腱由其中通过（图3-34、图3-35）。

2. 第二至第五指：由掌骨头与近侧指骨基底组成，适对远侧掌横纹平面。

3. 掌侧滑液鞘及腱鞘：自掌骨头至屈肌腱止点有一个纤维鞘称屈指肌腱鞘。腱鞘的深面背侧为骨性壁及掌板（在掌指关节和指间关节的掌侧的纤维软骨板）。掌板与屈指肌腱鞘紧密相连，构成腱鞘底的一部分。腱鞘内有屈指深、浅肌腱通过。而腱之外覆盖着滑液鞘。此滑液鞘将第二至第五指肌腱包绕到腕管，将拇长屈肌腱包绕到腕管以上。腱鞘及滑液鞘内的液体可润滑肌腱。指屈肌腱鞘由纤维鞘和滑液鞘两部分构成，滑液鞘为纤维鞘所支持，并与之融合，其中滑液鞘的脏层和壁层两层经腱系膜在肌腱背侧相续，且附着于骨面上。在掌骨头附近，外层纤维鞘增厚，形成环状支持韧带，其两端附着在掌骨头掌面两侧，与掌骨头掌侧凹面构成骨-纤维管结构。

## 二、病因病理

由于手指的频繁活动，使肌腱与骨性纤维管反复摩擦，或长期用力握持硬物，骨-纤维管受硬物与掌骨头两者挤压，局部充血、水肿，继之纤维管变性，管腔狭窄。屈指肌腱因之受压而变细，两端膨大呈葫芦状，阻碍肌腱的活动。当肿大的肌腱通过狭窄的隧道时，发生弹跳动作和响声，故称弹响指。肿大的肌腱通过狭窄的隧道时，手指不能屈伸，出现绞锁。

# 【诊断】

## 一、诊断要点

1. 症状：起病缓慢，早期掌指关节掌侧局限性酸痛，晨起或劳累后加剧，活动稍受限。逐渐发作，疼痛可向腕部及手指远侧放射，随病情加剧，手指屈伸时产生扳机动作及弹响。严重者手指绞锁，活动障碍。

2. 体征：掌指关节掌侧压痛，可触及结节，屈伸手指可感到结节状物滑动及弹跳感。严重者手指固定，屈伸活动障碍。

3. 影像学检查：经手部X线片排除手部早期结核病变、骨骺炎、骨膜炎等病变后，即可确定诊断。

## 二、鉴别诊断

1. 关节活动受限：出现掌指关节和指间关节伸直受限，需鉴别的疾病包括关节韧带损伤、关节绞锁、掌腱膜挛缩症、先天性手部关节挛缩、骨性关节炎和类风湿性关节炎等。

2. 手部掌侧结节：需鉴别的疾病包括腱鞘囊肿、其他手掌侧肿物、掌腱膜挛缩等。

3. 手部掌侧肿胀、疼痛：需要鉴别的疾病包括周围神经炎、腕管综合征等。

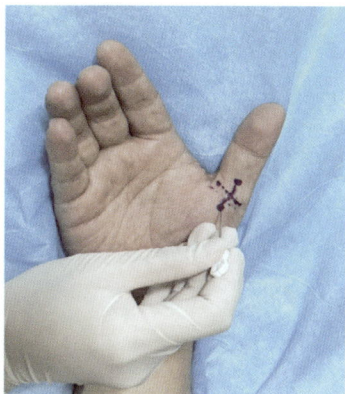

图3-36

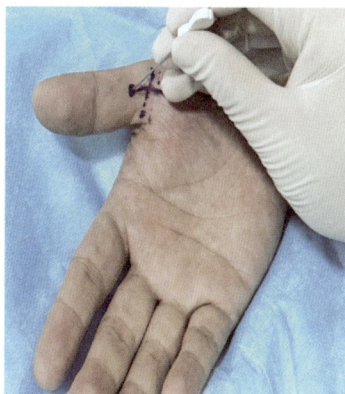

图3-37

# 【治疗】

## 一、针刀治疗

1.体位：掌心向上，手平放于治疗台上。

2.定点：手指伸直位时针头在硬结近端，屈曲位反之。

3. 进刀点：大多在掌远横纹与指近横纹之间，而多在掌远横纹附近。病变点十分清楚，为痛性结节，可清楚触及。拇指在掌指关节横纹中点向远端或近端偏移0.5cm处；中、环指在远侧掌横纹与手指纵轴交点部（图3-36、图3-37）。

4. 操作：5mL注射器局部麻醉后进针刀，针刃与屈指肌腱走行平行，刺入皮肤达硬结处，紧贴指屈肌腱鞘表面，刀口垂直抵住造成狭窄、绞锁的指屈腱鞘滑车的中央，沿肌腱走行方向由远向近端行纵向切割2～3刀，切割时可明显感到针尖有韧性切割阻力感，至阻力感突然消失，取出针刀。嘱患者做自主屈伸手指活动。检查患指是否还有腱鞘弹响和扳机指表现，如患指屈伸自如，无弹响，即为松解成功。术后创口包扎一周。

## 二、临床操作要点及注意事项

1. 针刀松解拇指腱鞘时，由于拇指处于外展位，故拇指肌腱的走行方向与其他4指肌腱的走行方向是不一致的。所以，针刀体要与拇指的肌腱走行一致，而不能与其他的4指的肌腱走行方向一致。反之，在做其他4指的纤维鞘切开时，针刀体要与4指的肌腱走行方向一致，而不能与拇指肌腱的走行方向一致，否则容易切断肌腱，导致针刀治疗失败，引起医疗事故的发生。

2.针刀不穿过肌腱到骨面进行切割，因为环形卡压纤维鞘较厚，如想通过在骨面上的纵疏横剥将卡压环铲开，针刀必然要经过肌腱到骨面，纵疏横剥对肌腱的损伤就会明显加大，造成术后反应加重，功能恢复的时间明显延长。

## 三、辅助疗法

理疗、中西药外敷、按摩治疗、针灸治疗等非手术治疗，均适应于早期患者。

# 第十一节　腱鞘囊肿

腱鞘囊肿是关节或腱鞘周围发生的囊性肿物，可为单房性，也可为多房，是由于手或足的肌腱或关节的长期过度使用引起。囊内含有无色透明或微白色、淡黄色的浓稠胶冻状液体，或稠厚黏液，古称"腕筋结""筋聚""筋结"等。腱鞘囊肿好发于腕背侧、腕掌侧、足背部等处，身体其他部位的关节囊、腱鞘也可发病。突出于关节或腱鞘附近皮下浅表，呈半球形隆起，女性多于男性。初期多无症状，质软，触及有轻微波动感，也有坚硬如橡皮样质感，表面光滑饱满，与皮肤无粘连；少数稍疼痛，按之酸胀疼痛或自觉无力。

## 【功能解剖与病因病理】

### 一、功能解剖

腱鞘分为两层，外层为纤维性鞘膜，内层为滑液膜。滑液膜可分为壁层和脏层，壁层附着于纤维性鞘的内面，反折覆盖于肌腱上即为脏层，又称为腱外膜。脏壁层两瓣形成盲囊，腱鞘内有一层薄膜称为腱间膜或腱系膜，连接腱鞘内、外部分。位于内外壁之间的腱鞘腔含有少量滑液，类似关节腔内的物质，起润滑和保持肌腱活动度的作用（图3-38）。

## 二、病因病理

腺鞘囊肿最好发生于腕部，也可发生于其他关节及腺鞘。腕部背侧是腺鞘囊肿最好发的部位（占60%～70%），通常累及舟月关节。腕部掌侧腺鞘囊肿（占15%～20%）通常与舟桡关节和舟三角关节有关。值得注意的是，掌侧腺鞘囊肿通常靠近正中神经及其掌侧皮下分支及桡动脉。屈肌腺鞘也常发生腺鞘囊肿。

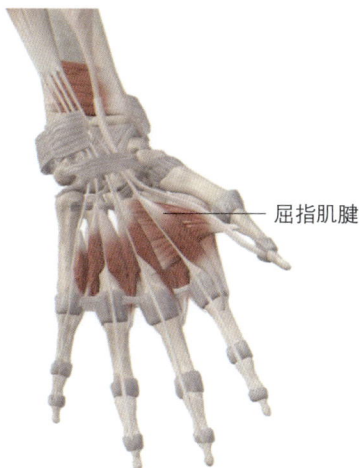

屈指肌腱

图3-38

该病发生病因不明，目前认为是因为频繁活动造成过度摩擦，同时某些部位有骨性隆起或肌腱走行方向发生改变形成角度，从而加大了肌腱和腺鞘的机械性摩擦力。这种机械性摩擦力可以使腺鞘在早期发生充血、水肿、渗出等无菌性改变，也可引起腺鞘内的滑液增多，滑液由关节囊或腺鞘内向外渗出而形成的疝状物。有的患者为关节囊、韧带、腺鞘上的结缔组织局部营养不良，胶样变性，发生退行性变形成囊肿。腺鞘囊肿平均直径为1～2cm，可呈单分叶或多分叶状，常描述成关节囊或腺鞘旁坚固的囊性结构。囊腔内通常充满胶冻状液体，囊壁由致密纤维结缔组织构成，内部是以滑膜组织为内衬的蛋白质内壁。

# 【诊断】

## 一、诊断要点

腕背或足背部可见豌豆至拇指头大小的半球形肿块。呈圆形或椭圆形，直径一般不超过2cm。皮色正常，表面光滑、边界清楚，表面皮肤可推动，无粘连。根基固定，几乎没有活动。穿刺其穿刺物为胶冻样黏液，透明、微白色或淡黄色。

## 二、鉴别诊断

1. 腺鞘巨细胞瘤：腺鞘巨细胞瘤是一种质韧、固定的肿块，通常发生在手部屈肌腱表面，是一种不透光的固定、增大肿块。

2. 脂肪瘤：手和腕部脂肪瘤可能表现为生长缓慢、可移动的无痛软结节，脂肪瘤不透光。

3.感染性腱鞘炎：感染性腱鞘炎可发生于任何关节，但最常发生于手和腕部。特征为弥漫性肿胀以及纵向沿着肌腱走行的压痛，活动手指可诱发疼痛，一般有刺伤或咬伤。

4. 类风湿结节：类风湿结节为质韧、非触痛性的肉色皮下病变，见于约20%的类风湿性关节炎患者。类风湿结节可能固定或可移动，出现在手或腕部时通常位于伸肌表面。

5. 痛风石：在痛风患者中，尿酸沉积物可引起质地坚硬的皮下结节。其通常起自关节边缘，接近皮肤表面的痛风石可能呈黄色，皮肤表面有红斑。虽然痛风石可发生于任何位置，但在手和腕部可观察到。

6. 狭窄性腱鞘炎：是肌腱与腱鞘在狭窄处因为肌腱和/或腱鞘损伤产生炎症，导致腱鞘与肌腱粘连，肌腱在腱鞘内不能运动，影响手腕活动，疼痛发病。

7. 手指屈指肌腱鞘炎：其病因多是肌腱病损变粗，肌腱在腱鞘内运动时卡在腱鞘或相关韧带部位，引起活动受限或疼痛症状；也有肌腱、腱鞘同时发病，肌腱、腱鞘发炎，粘连，肌腱不能正常运动发病。

# 【治疗】

## 一、针刀治疗

1.体位：患者仰卧位，患侧桡骨朝上，腕部下垫薄枕。

2.定点：囊壁隆起最高处。

3.操作：针刀刺入囊肿体后把针刀横过来将四周的囊壁一一捅破，然后将针刀竖起来将囊壁下层轻轻地十字切开，拔出针刀（图3-39）。

4.手法：针刀术后，术者用拇指从四周向中央挤压，将囊壁内的滑液自针刀口处挤出，一般腱鞘囊肿会分隔成几个不同的房，需要将其一一捅破，挤出囊液，挤不出来的

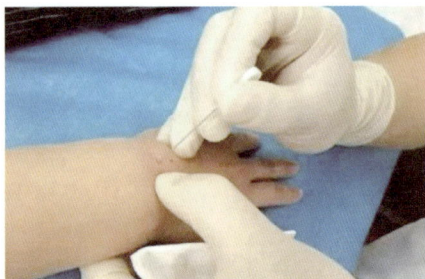

图3-39

就将囊壁用拇指按压，从四周捅破的囊壁向周围组织间隙扩散，以利于吸收。

## 二、操作要点及注意事项

腱鞘囊肿类似疝气，是因为腱鞘壁的一个部位薄弱，导致挤压滑液壁从此薄弱处突出形成囊肿。针刀能够解决一时的囊肿，但有可能复发，无法根除。手术松解也能解决囊肿，但也可复发，手术过后再复发则因为手术刀口瘢痕会影响功能。针刀则可以对复发的腱鞘囊肿反复进行切割松解而不留瘢痕。

## 三、辅助疗法

囊肿发生的早期，不急于特殊治疗，应适当休息并观察。若1～2周内不能自行消退者，须给予治疗。挤破囊壁后，在患部放置半弧形压垫（如纽扣等），适当加压包扎保持1～2周。患部的活动应适当，避免使用不当的按摩手法。局部封闭治疗，局部麻醉下用粗针头穿刺，尽量抽尽胶状液，注入曲安奈德注射液5～10mL，加压包扎，每周一次，连续2～3次即愈，但常复发。手术治疗效果最佳，手术必须仔细将全部囊壁连同周围部分正常的腱鞘、腱膜等组织，彻底切除。术后很少复发。复发者，仍可再次行手术切除。

## 四、日常注意

腱鞘囊肿患者在日常生活中需要注意以下几点：

1. 注意保护关节，避免过度使用：减少长时间重复同一动作或过度用力使用患病关节，如长时间打字、握持鼠标、玩手机、搬重物等。

2. 适度运动，适当休息：可以进行一些柔和的伸展运动和肌肉强化训练，但要避免剧烈运动和可能损伤关节的活动。同时，注意适当休息，保证充足的休息时间，让关节得到放松和恢复。

3. 注意防寒保暖：尤其是在寒冷的季节，要注意关节部位的保暖，防止风寒侵袭。

# 第四章

# 下肢针刀

# 第一节 臀上皮神经卡压综合征

臀上皮神经损伤又称为臀上皮神经炎、臀上皮神经痛、臀上皮神经卡压综合征。是临床比较常见的疾病，占臀部急性软组织损伤的40%~60%。无年龄特点，有报道多见于中老年人。因为损伤而造成严重的腰臀部疼痛。臀部可触摸到条索状物，认为是臀上皮神经离位所致，故称为"筋出槽"，因无神经根受压而无肌力及反射的异常，常常疼痛不过膝，而易被临床医生所忽视。

## 【功能解剖与病因病理】

### 一、功能解剖

臀上皮神经从起始到终止，大部分走行于软组织中，其走行过程分为4段6个固定点。第一段为骨表段：从椎间孔发出后穿过骨纤维孔，称为"出孔点"，沿横突的背面走行，在横突上被纤维束固定，称为"横突点"，这段行程较短，由里向外。第二段为肌内段：走行于骶棘肌内，向下、向外走行，并与第一段形成约110°的钝角，将进入骶棘肌处称为"入肌点"。第三段为筋膜下段：其走出骶棘肌的部位称为"出肌点"，在腰背筋膜浅层深面，向下、向内走行，与第二段形成约95°的钝角。第四段为皮下段：为走出深筋膜层，此点为"出筋膜点"，向下、向外走行于皮下浅筋膜，皮下段要跨越髂嵴进入臀部，需经过骶棘肌、腰背筋膜在髂嵴的上缘附着处所形成的骨纤维性扁圆隧道（骨性纤维管）进入臀筋膜，此处为"入臀点"。入臀后一般分为前、中、后3支，在浅筋膜中穿行，中支最粗大，最长者可至股后部腘窝平面之上。其分布于臀部上外侧以至股骨大转子区皮肤，其在出孔入肌点、出肌点、出筋膜点及入臀点容易受损失和压迫，临床上以入臀点为最常见，其他点损失常伴有腰部软组织损伤（图4-1、图4-2）。

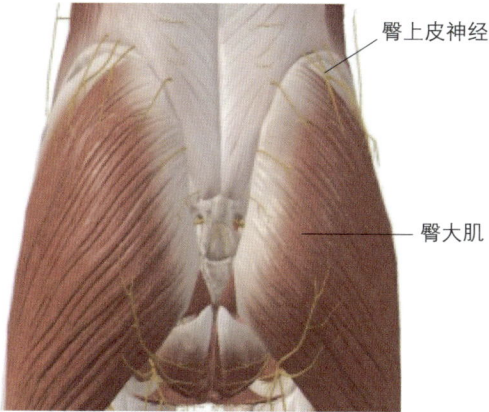

图4-1

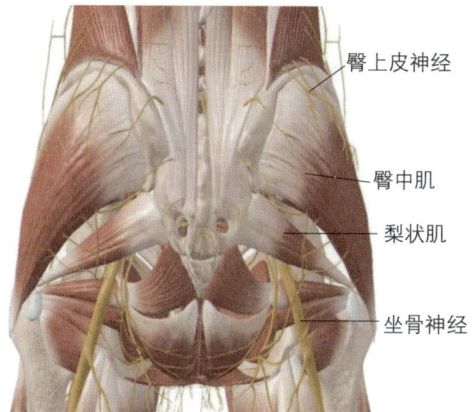

图4-2

## 二、病因病理

1. 解剖因素：在臀上皮神经损伤的发病过程中占有十分重要的地位。臀上皮神经在走行过程中转折较多，角度较锐，神经又被相对固定在筋膜鞘及骨纤维管和臀部浅筋膜的神经鞘中，在竖脊肌受损和痉挛时，容易受到牵拉与挤压，尤其是在髂嵴处。臀上皮神经在穿出骶髂筋膜形成的卵圆形孔隙处是一个薄弱环节，一旦腰部损伤，臀肌强力收缩可导致局部压力增高，使筋膜深部脂肪组织从孔隙处向浅层疝出、嵌顿等引起腰痛。另外，当躯体做突然旋转、仰、俯等运动时，皮肤和浅筋膜等浅层结构活动度较大，深层筋膜活动度则较小，臀上皮神经容易被深筋膜裂隙或其固定边缘挤压或牵拉，从而损伤。

2. 损伤因素：除了外力直接作用导致神经损伤外，躯干向健侧过度弯曲或旋转时，臀上皮神经受牵拉，可发生神经的急、慢性损伤，或向外侧移位，造成神经水肿、粘连而出现卡压。筋膜后层大多数由横行纤维组成，少量纵行纤维止于髂嵴后缘和竖脊肌腱膜，因此承受横行的力较大，而纵行的力较小。当暴力作用时，筋膜在髂嵴的止点处易撕裂，神经在这些撕裂处移位时可受到卡压。病程迁延，撕裂的组织形成瘢痕、与神经发生粘连，躯体活动时神经即可被牵拉而移位，受到刺激发生疼痛。

3. 临床上触及的痛性筋束，肉眼观察呈小片状，较触及的短小，与臀中肌及臀腱膜粘连，为纤维性粘连。全部束状物均非神经，与肉眼所见的神经支也无粘连。这些束状结节，光镜下观察均系纤维脂肪组织，其中有小血管壁增厚、炎性细胞浸润。可见横纹肌纤维，偶尔夹有神经纤维。

## 【诊断】

### 一、诊断要点

1. 症状：患侧腰骶部疼痛呈刺痛、酸痛或者撕裂样痛，可有牵扯痛；活动受限：弯腰受限、行走不便，需要搀扶方能行动。

2. 体征：患侧臀上部及下腰部呈板状；臀上皮神经分布区压痛明显；髂嵴最高点内侧2～3cm处下方皮下可触及"条索状"物体，按压时有酸麻痛感。

### 二、鉴别诊断

1. 腰椎间盘突出症：该疾病的疼痛常超过膝关节且在腹压增加时可加重症状，直腿抬高试验及加强试验阳性，相应神经根椎旁压痛试验阳性，CT和MRI可明确鉴别。

2. 梨状肌综合征：在臀中部可找到横条状的病变，该部位有明显压痛，髋关节内收和内旋受限并加重疼痛。

3. 第三腰椎横突综合征：该疾病的特征性压痛点在第三腰椎（L3）横突尖部以资鉴别。

4. 腰椎管狭窄症：其疼痛比较重，有间歇性跛行的典型症状。腰后伸试验阳性，下肢肌力、反射、感觉均可出现异常，并且根据CT和MRI不难鉴别。

## 【治疗】

### 一、针刀治疗

1. 体位：患者取俯卧位。

2. 定点：L3横突、髂嵴中段阳性反应点（图4-3、图4-4）。

3. 操作：从L3棘突中点旁开3cm定位，刀口线与脊柱纵轴平行，针刀经皮肤、皮下组织，直达横突骨面。刀体向外移动，当有落空感时即到L3横突尖，在此用提插刀法切割横突尖的粘连瘢

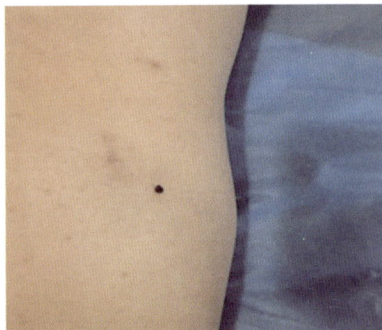

图4-3

痕2～3刀，深度不超过0.5cm，以松解臀上皮神经在横突尖部的粘连瘢痕。

在髂嵴中后部压痛点定位，在定点处进针刀，刀口线与脊柱纵轴平行，针刀经皮肤、皮下组织直达髂嵴骨面。刀体向上移动，当有落空感时即到达髂嵴上缘处的骨纤维管道，在此纵向疏通、横向剥离2～3刀，深度不超过0.5cm，以松解臀上皮神经在臀点的粘连瘢痕。

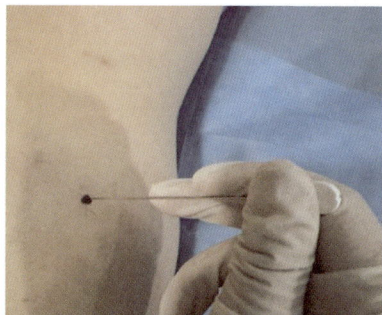

图4-4

## 二、临床操作要点及注意事项

1. L3横突：刀口线与人体纵轴一致，针刀体与皮面垂直，按四步规程进针刀。达横突骨面后，针刀体向外移动，当有落空感时即到达L3横突尖臀上皮神经的横突点，在此切开筋膜2～3次。

2. 入臀点松解：刀口线与人体纵轴一致，针刀体与皮面垂直，按四步规程进针刀。达髂嵴上缘骨面后，针刀体向上移动，当有落空感时，即到达髂嵴上缘臀上皮神经的入臀点，在此切开2～3次，深度0.5cm。术毕，拔出针刀，局部压迫止血1min后，无菌敷料覆盖伤口。

3. 疗程：每周治疗一次，4次为一个疗程，视患者病情确定疗程。

## 三、辅助疗法

1. 痛点封闭治疗、针灸治疗均有效，避免医源性损伤。
2. 术后手法：腰椎整复手法，腰背肌牵拉手法。
3. 训练：核心稳定性训练、臀中肌和臀大肌训练。

# 第二节　梨状肌综合征

梨状肌综合征是指由于长期劳损、梨状肌解剖变异或外伤等原因引起梨状肌局部充血、粘连、水肿、肥厚、肌痉挛等病理反应，继而刺激或压迫坐骨神经而产生一系列神经症状。包括单侧或双侧臀部疼痛、酸胀等表现，同时放射至大腿后侧（或小腿外侧），下肢放射性痛、麻等。在严重情况下，或出现重度臀部与下肢疼痛、跛行、行走障碍等不适症状，称为梨状肌综合征，又称梨状肌损伤、梨状肌狭窄综合征。

# 【功能解剖与病因病理】

## 一、功能解剖

梨状肌起于盆腔内骶骨前面第二至第四骶椎（S2～S4）骶前孔的外侧，沿骨盆壁向外下行，向外下穿过坐骨大孔达臀部。当穿过坐骨大孔时，把此间隙划分为上、下两孔，然后以圆形肌腱止于股骨大转子上部内侧。梨状肌由脊髓神经L5～S2支配，主要功能是配合相关肌肉共同实现髋关节的外旋和外展，以及行走时的髋关节屈曲。梨状肌邻近的最重要的解剖结构是坐骨神经，它由第四和第五腰椎（L4、L5）神经根与第一和第二骶椎（S1、S2）神经根结合构成。正常情况下坐骨神经干从梨状肌下孔穿出，经过臀部、大腿后方，至腘窝上方分为二终支，内侧为

梨状肌

上孖肌

坐骨神经

图4-5

胫神经，外侧为腓总神经。也有变异型坐骨神经在梨状肌以上分支，腓总神经由梨状肌肌腹中穿出，胫神经由梨状肌下缘穿出或坐骨神经干由梨状肌腹穿出或上缘穿出。体表投影：髂后上棘与尾骨尖连线的中点向股骨大转子尖端画一连线，为梨状肌下缘；髂后上棘与股骨大转子尖端做一连线，为梨状肌上缘；上下缘区域内即为梨状肌体表投影（图4-5）。

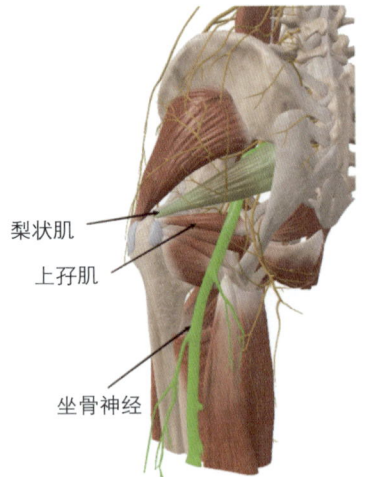

## 二、病因病理

梨状肌综合征的发生与多种病理生理学因素有关。首先，大部分患者都有外伤

史，如闪、扭、跨越、站立、肩扛重物下蹲、负重行走及受凉等。某些动作如下肢外展、外旋或蹲位变直位时使梨状肌拉长、牵拉而损伤梨状肌。梨状肌损伤后，局部充血、水肿或痉挛，反复损伤导致梨状肌肥厚，可直接压迫坐骨神经而出现梨状肌综合征。其次，梨状肌与坐骨神经的解剖关系发生变异，也可导致坐骨神经受压迫或刺激而产生梨状肌综合征。此外，由于部分妇科疾患如盆腔卵巢或附件炎症以及骶髂关节发生炎症时也有可能累及梨状肌，影响通过梨状肌下孔的坐骨神经而发生相应的症状。因此，对于此病的女性患者还需了解有无妇科炎症疾患。梨状肌是臀部的深部肌肉，从骶椎前面开始，穿出坐骨大孔，而将其分成梨状肌上孔与下孔，止于股骨大转子。梨状肌主要是协同其他肌肉完成大的外旋动作。坐骨神经走行恰好经梨状肌下孔穿出骨盆到臀部。可见梨状肌和坐骨神经的解剖关系非常密切，梨状肌若受损伤或梨状肌与坐骨神经解剖发生变异就可能使坐骨神经受到挤压而发生各种症状。

## 【诊断】

### 一、诊断要点

1. 症状：多有臀部急、慢性损伤史或受凉史，患侧臀部深层紧痛，及大腿后侧，甚至小腿后外侧疼痛、酸胀，卧床休息后疼痛可减轻；疼痛可向坐骨神经区域放射（大腿后侧、腘窝、小腿后外侧、足外侧及足跟部），坐姿疼痛加剧，严重者患侧下肢不能伸直，自觉下肢缩短，步履跛行，或呈鸭步移行。咳嗽、喷嚏或大便用力时疼痛加重。

2. 体征：腰部一般无压痛与畸形，活动不受限。坐骨大切迹外压痛，在梨状肌体表投影区的深层有明显压痛，有时沿坐骨神经区域放射痛、麻症状。在梨状肌体表投影区，可触及条索样或弥漫性肌束隆起。病久者，伤侧臀部肌肉松软、无力，重者可出现萎缩。直腿抬高试验阳性。但超过60°之后下肢症状反而减轻。梨状肌紧张试验阳性。

3. 特殊体格检查：

Freiberg试验：患者伸髋时，用力被动内旋髋关节，因梨状肌紧张出现坐骨神经痛为阳性。

Thirle试验：内收、屈曲和内旋髋关节时，因可以拉紧梨状肌，致使疼痛加重为阳性。

Pace试验：患者坐位，双膝合拢后再分开，用力对抗术者双手向内的推挤（对抗力为髋的外展和外旋力），出现肌力弱、疼痛加重者为阳性。

4.影像学检查：腰椎X线片及CT均无异常发现。

## 二、鉴别诊断

1.腰椎间盘突出症：本病常有腰痛伴坐骨神经痛，腰椎代偿性侧弯畸形。腹部加压可加重或诱发坐骨神经痛。坐骨神经损伤范围与突出椎间盘部位有关。直腿抬高试验与加强试验阳性，4字试验阴性（梨状肌综合征最易误诊为此病）。

2.第三腰椎横突综合征：本病可检及L3横突尖部有明显的局部压痛，定位固定。

3.腰椎小关节突综合征：其主要症状为腰痛，如有神经根刺激时，即可发生下肢痛，一般牵涉的范围并不按照神经根分布区域扩散。

4.臀肌筋膜炎：其臀腿痛一般不超过膝关节以下，臀部疼痛弥散，位置表浅，无神经走行部位的放射痛。

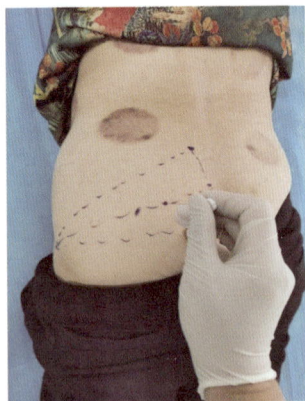

图4-6

## 【治疗】

## 一、针刀治疗

1.体位：俯卧位。

2.定点：髂后上棘和尾骨尖部位的连线中点与股骨大转子连线的中、内1/3处（即坐骨神经于梨状肌下孔出口的部位）做好标记（图4-6、图4-7）。

3.消毒与麻醉：常规消毒，铺无菌洞巾，术者戴无菌口罩、帽子、手套。1%盐酸利多卡因注射液局部浸润麻醉，回抽无回血，注药1~1.5mL。

4.操作：刀口线与人体纵轴坐骨神经走行一致，针体与皮肤垂直，快速刺入皮肤达皮下组织层，然后慢慢

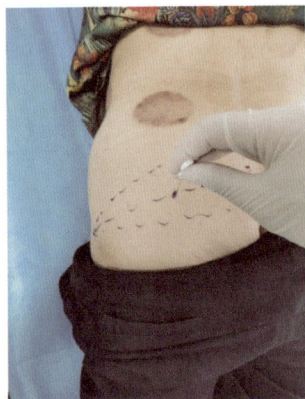

图4-7

深入。当出现第二个突破感、患者有明显酸胀感时，表明针刀已达到梨状肌病灶部位（进针过程中若突然出现下肢"过电样"放射感则稍退针，改变方向进针），将针刀沿进刀方向回退2cm，再将针刀体倾斜10°～20°向内侧或外侧刺入，此时针刀刀体做十字形摆动（钝性摆动剥离，可避免对神经和血管的损伤），进针范围在0.5cm以内，至刀下出现松动感即可缓慢拔出针刀，出针刀后立即重力按压3min防止出血，治疗点用创可贴覆盖。每周治疗一次，3次为一个疗程。

## 二、临床操作要点及注意事项

在进行针刀操作时，若患者有"过电样"放射感，应及时退针，避免损伤坐骨神经，在出针后立即进行压迫止血。

## 三、辅助疗法

1.手法治疗：按揉法、点按法、弹拨法、摇法、运动关节类手法等。
2.针灸治疗：环跳、承扶、风市、阳陵泉、委中、承山及臀部、股后部及小腿外侧等部位。

# 第三节　弹响髋综合征

弹响髋综合征临床上是指髋关节在某种运动时引起髋及下肢运动受限、出现声响或局部疼痛的一种常见病。主要表现为髋关节在主动伸屈活动和行走过程中发生弹响。

## 【功能解剖与病因病理】

### 一、功能解剖

髂胫束（Iliotibial Tract）是包绕大腿的深筋膜——阔筋膜的外侧增厚部分。起自髂嵴前份的外侧缘，其上分为两层，包裹阔筋膜张肌，并与之紧密结合不宜分离。下部的纵行纤维明显增厚呈扁带状，后缘于臀大肌腱相延续。髂胫束下端附着于胫骨外侧髁、腓骨头和膝关节囊（图4-8、图4-9）。

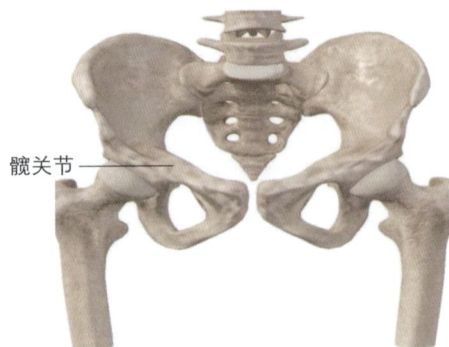

髋关节————

图4-8

## 二、病因病理

在几种类型的弹响髋中，外侧型是最常见的类型，大部分学者报道是由髂胫束增厚部分划过大转子时产生弹响或者臀大肌纤维化所引起。髂胫束的弹响，有报道称病变部位在髂胫束后缘及臀大肌前缘结合部与股骨大转子顶点处；但对外侧型弹响髋，臀肌组织是否有所病变，以往大多数学者未加以注意。国外学者Johnston CA认为，长期肌肉注射史、臀部外伤或劳损，可使臀肌组织痉挛或挛缩，可牵拉髂胫束过度紧张，使其与大转子更为贴近，反复摩擦损伤，最终使髂

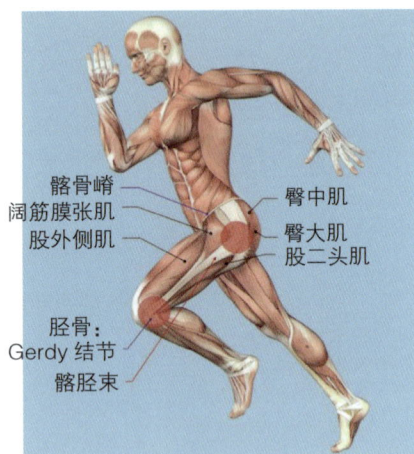

髂骨嵴
阔筋膜张肌
股外侧肌

臀中肌
臀大肌
股二头肌

胫骨：
Gerdy 结节
髂胫束

图4-9

胫束后缘增厚，形成束状带而产生弹响。有研究者发现横纹肌细胞退变及纤维组织增生，受累组织的水肿充血及无菌性炎症，进而导致纤维组织增生等一系列病理改变，如果病变未得到缓解，最终会导致肌挛缩。提示肌肉痛点的变化与缺血和代谢障碍有关，故支持弹响髋的外伤病因学说。

通过不同案例的报道，引起内侧型弹响髋的病因机制各异：有的学者认为是由髂腰肌在髂耻隆起上来回滑动引起的弹响；还有学者则认为，既不是髋关节囊上方髂股韧带的持续痉挛也不是已经被证实的髂腰肌的腱鞘炎，而是髂腰肌在小转子前内侧的骨性突起部位处受到摩擦引起；对于髂前下棘只是怀疑而并未得到证实。内侧弹响髋被普遍认为是髋关节从屈曲到伸直位时，髂腰肌腱滑过髂耻粗隆、股骨头或者小粗隆而产生弹响。常导致髂腰肌和滑囊的慢性炎症改变，进而引起患者腹股沟区前方疼痛等一系列症候群。

## 【诊断】

### 一、诊断要点

1.症状：患侧髋关节的伸屈，内收或内旋活动时，在大转子部听到弹响。

2.体征：可以摸到或看到条索状物在大粗隆上滑移，Ober征阳性（患者侧卧位，病变侧髋部在上面，检查者以右手握住患者小腿近膝关节处，先屈髋而后外展并稍后伸，再将该肢放下（即内收），此时阔筋膜张肌紧张，而不能内收，为Ober征阳性）。

3.影像学检查：MRI可见大转子肌腱附着点低信号钙化影。彩超提示局部可见增生组织及水肿。

### 二、鉴别诊断

髋臼发育不良：两者均有相应部位疼痛，但髋臼发育不良疼痛可以放射至膝关节前内侧。表现为膝关节疼痛感，并不能找到膝关节压痛部位，且撞击试验和Apprehesion试验阳性。

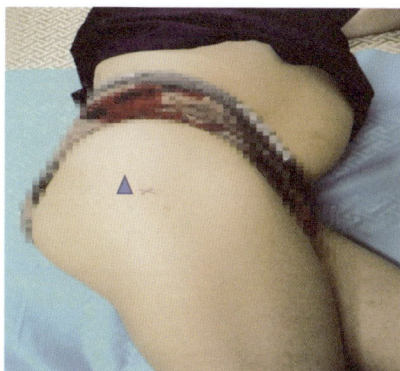

图4-10

## 【治疗】

### 一、针刀治疗

1.体位：患者取侧卧位。

2.定点：患肢行屈髋外旋伸直动作髋部触及弹响部位进行标记（图4-10、图4-11）。

3.消毒与麻醉：常规消毒，用1%利多卡因注射液行局部浸润麻醉。

4.操作：针刀沿臀大肌走行纵向剥离，瘢痕组织横向切断，针刀不宜过深，每处2～3刀即可，出刀后无菌贴覆盖，按压10min即可，一周内避免剧烈运动。

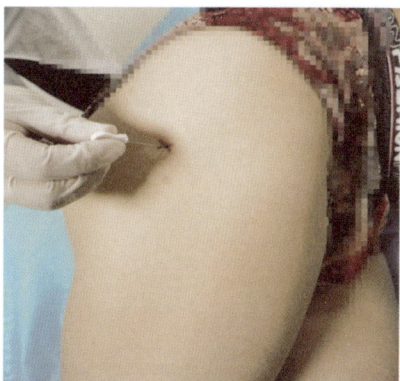

图4-11

## 二、临床操作要点及注意事项

针刀不宜过深，每处2～3刀即可。

## 三、辅助疗法

股四头肌、腘绳肌、臀肌拉伸训练，髋关节后伸、侧抬腿以及髂胫束的侧倾斜拉伸练习等训练方法，训练中要求保持每种训练动作15～30s，重复3次为一组，并交换位置重复上述练习3次为一套。

# 第四节　股外侧皮神经卡压综合征

股外侧皮神经卡压综合征又称Bernhardt～Both综合征、股外侧皮神经炎、感觉异常性股痛，是由于股外侧皮神经受到周围病变组织的卡压引起大腿前外侧麻木、疼痛等神经功能障碍。

## 【功能解剖与病因病理】

### 一、功能解剖

股外侧皮神经由第二和第三腰椎（L2、L3）神经根发出，在腰大肌外缘汇成一支斜向外下经过骨盆髂肌前方，在髂前上棘内侧下方1.0～1.5cm处经腹股沟韧带下方，到达股部。穿出阔筋膜，到达股外侧面皮肤的分支目前公认以普通3支型为主（75%），向下可达膝关节附近（图4-12、图4-13）。

### 二、病因病理

股外侧皮神经卡压综合征的病因病理与其解剖学特点密不可分。股外侧皮神经来自L2～L3神经前支后股，是单纯感觉神经。在腰大肌外缘越过旋髂深动脉、静

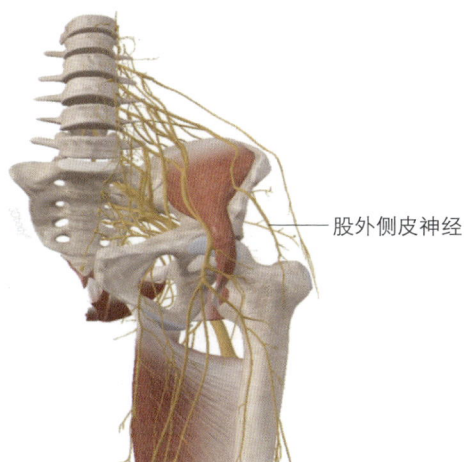

图4-12

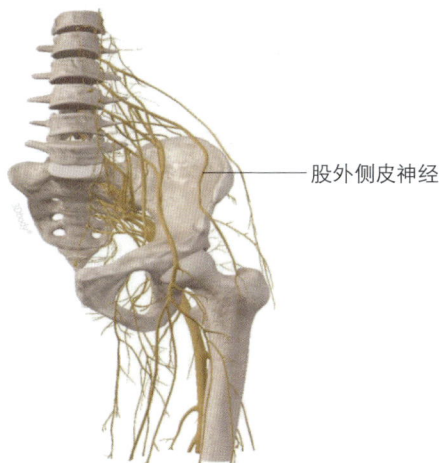

图4-13

脉，经髂前上棘内侧穿过腹股沟韧带下后方，穿过缝匠肌和阔筋膜后分布于大腿外侧面皮肤，其下端可达膝关节附近。有时神经穿过腹股沟韧带外端附着点纤维之间的狭窄裂隙向下进入股外侧部，在髂前上棘下穿过腹股沟韧带时，几乎由水平位骤然转变为垂直位下降，穿过缝匠肌时该神经常有变异，可在缝匠肌的上面、浅层或深层走行。由于股外侧皮神经在骨盆内行程长，出骨盆入股部形成角度，而且入肌途径常有变异，因此多种因素易导致神经卡压。当肢体活动、体位不当时神经受到持续牵拉、摩擦、挤压等，造成局部组织水肿、瘢痕形成、肌肉筋膜鞘管增厚，引起股外侧皮神经卡压综合征。

## 【诊断】

### 一、诊断要点

1. 症状：在感觉异样区内触、痛、温觉均可减弱，但深压感觉仍存在，患者常有不舒服的感觉。

2. 体征：①后伸髋关节活动时可使疼痛症状加重，髂前上棘内侧下1～2cm处（股外侧皮神经投影处）有局限性压痛点，向下肢远端放射（Tinel征阳性）。②多有一侧或双侧大腿前外侧皮肤的疼痛、麻木等感觉异常。③肌腱反射存在，未出现股四头肌萎缩。

3. 影像学检查：X线片排除腰椎、骨盆及髋部骨性病变，CT及MRI排除肿瘤、结核及炎症。

## 二、鉴别诊断

1. 腰椎间盘突出症：患者腰部有疼痛及压痛点，可出现神经反射减弱，患侧蹈趾背伸力减弱，直腿抬高试验及加强试验阳性，腰椎MRI或CT显示椎间盘突出，可与股外侧皮神经卡压综合征进行鉴别。

2. 腰椎管狭窄症：感觉障碍范围较广，且有间歇性跛行，运动障碍及神经反射异常的体征，椎管造影或CT可确诊。

3. 腰肌劳损：常有外伤史，疼痛多在劳累后加重，经过休息可以缓解。

# 【治疗】

## 一、针刀治疗

1. 体位：仰卧位。

2. 定点：髂前上棘内下（腹股沟韧带下缘）1~1.5cm的压痛或硬结点；髂前上棘下方约5cm处压痛麻点（图4-14、图4-15）。

3. 操作：患者取仰卧位，患侧上肢上举，暴露患侧腹股沟区。在股外侧皮神经走行部位找到最明显的压痛点或触及一滚动的条索状结节处，再确定为进针刀点，并做好标记。常规消毒，术者戴手套，铺无菌洞巾，2%利多卡因做局部麻醉。选用汉章牌小针刀刺入皮下，刀口线与皮神经、肌纤维走行方向平行进针，缓慢深入。将刀口与皮神经走行方向平行、针体与髂嵴平面垂直，深度不超过0.5cm。在髂嵴骨面做纵向剥离2~3次，如遇到神经有触电感时，停止剥离，提起小针刀或向旁边移开少许至不出现触电感后再继续做纵向剥离。纵向剥离后横向摇摆松解剥离2~3次，剥离结束后出小针刀，棉

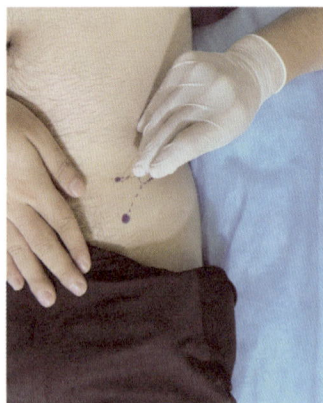

图4-14

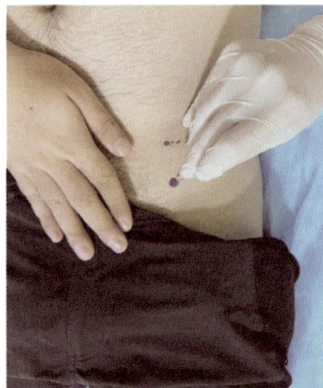

图4-15

球按压针眼2~3min止血。刀口处贴敷创可贴，防止湿水，两天后自行解除。

## 二、临床操作要点及注意事项

1. 要具备专门的针刀治疗室，治疗室环境合格，定期用空气消毒或紫外线消毒灯进行消毒。

2. 使用一次性的器械，包括一次性的针刀、无菌纱布，在治疗时要严格无菌操作。

3. 进行腰部等重要部位的操作时要熟悉局部解剖，明确操作的深度和重要神经血管的位置，避免医源性损伤，保证治疗安全。

4. 患者在术后24~72h以内伤口不要沾水，以免污染。

## 三、辅助疗法

针灸治疗：取患侧髀关、伏兔、阴市、风市、梁丘、膝阳关及阿是穴。
超短波治疗。

# 第五节　坐骨结节滑囊炎

坐骨结节滑囊炎是一种常见病，多发于体质瘦弱而久坐工作的中老年人，臀部摩擦、挤压经久劳损而引起局部炎症，故又称"脂肪臀"。

## 【功能解剖与病因病理】

### 一、功能解剖

坐骨结节滑囊又称坐骨—臀肌滑囊，位于臀大肌与坐骨结节之间（图4-16、图4-17）。

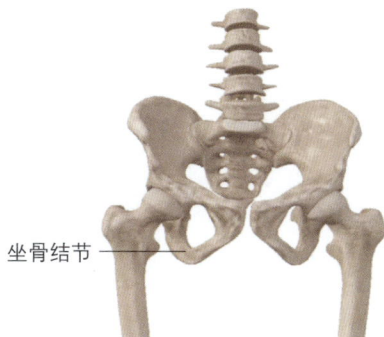

坐骨结节

图4-16

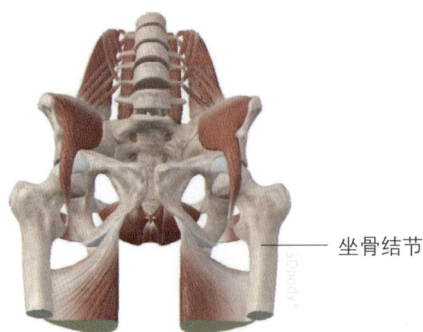

坐骨结节

图4-17

坐骨结节滑囊炎常见于久坐工作和年老瘦弱的妇女。发病与长期坐位、摩擦、损伤等有关，又称"编织臀"。主要表现为局部疼痛、不适感和肿块。肿块大小不定，张力较大。因此滑囊炎易出血，抽出液常为血性。

## 二、病因病理

　　发病与长期过久的坐位工作及臀部脂肪组织缺失有关，特别是体质较瘦弱者。由于坐骨结节滑囊长期被压迫和摩擦，囊壁渐渐增厚或纤维化而引起症状。因剧烈活动髋关节使附着在坐骨结节上的肌腱损伤，从而牵拉损伤滑囊或肌腱损伤处的瘢痕刺激周围滑囊所致。

## 【诊断】

### 一、诊断要点

　　1. 症状：臀尖（坐骨结节部）疼痛，坐时尤甚，严重者不能坐下。但疼痛局限，不向他处放射。日久臀尖部酸胀不适。

　　2. 体征：于疼痛部位仔细触诊可扪及边缘较清晰的椭圆形肿块与坐骨结节粘连在一起，压之疼痛。做屈膝屈髋动作时，可因挤压、牵扯滑囊而引起疼痛。坐骨结节部X线片无异常。

　　3. 影像学及超声检查：囊性肿块位于坐骨结节浅面与皮肤之间，紧贴坐骨结节；边界较清楚，形态不规则，可为椭圆形、扁平状或裂隙状，加压肿块可变形；囊内暗区可为透声较好的无回声或充满细弱的点状回声；囊腔内可见条带状分隔回声，使囊腔呈多房状；囊性肿块的后方有增强效应；彩色多普勒超声显示囊壁可见点线状血流信号。

### 二、鉴别诊断

　　1. 梨状肌综合征：发病部位与坐骨结节滑囊炎相似，但梨状肌综合征常伴有下肢坐骨神经痛症状，并可出现下肢麻木和疼痛。此时可进行相关肌电图检查、MRI和彩色多普勒超声检查进行鉴别诊断。

2. 坐骨结节肿瘤：坐骨结节处也会出现疼痛和明显压痛，行坐骨结节的相关CT和MRI检查可以进行鉴别诊断。

# 【治疗】

## 一、针刀治疗

1. 体位：俯卧位，屈膝屈髋。

2. 定点：坐骨结节病变滑囊处（图4–18、图4–19）。

3. 操作：在坐骨结节病变滑囊处定点，使针体垂直于坐骨结节骨面，刀口线与下肢纵轴平行，然后刺入。摸索进针，针刀刺达病变处时，患者坐骨结节部位的酸胀感骤然加重。此时针下有柔韧感，可切达骨面。先上下切割3~4刀，又纵向通透剥离，然后横行铲剥几下，针下有空虚感或松动感时出针。针刀治疗完毕，推压、揉按坐骨结节部位，屈膝屈髋活动3~5次。每周一次，一般1~2次即可痊愈。

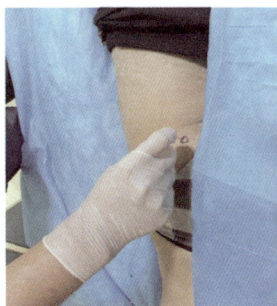

图4–18

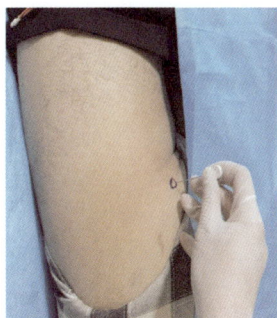

图4–19

## 二、临床操作要点及注意事项

1. 要设有专门的针刀治疗室，治疗室环境合格，定期用空气消毒或紫外线消毒灯进行消毒。

2. 使用一次性的器械，包括一次性的针刀、无菌纱布，在治疗时要严格无菌操作。

3. 进行坐骨等重要部位的操作时要熟悉局部的解剖，明确操作的深度和重要神经血管的位置，避免医源性损伤，保证治疗安全。

4. 患者在术后24~72h以内伤口不要沾水，避免污染。

### 三、辅助疗法

1. 超声引导下介入治疗：超声引导下将16G PTC针刺入囊肿内，抽出陈旧性血性液体约6mL。用5mL生理盐水冲洗后，囊腔内注入曲安德注射液1mL。治疗结束后，局部压迫5min。

2. 封闭疗法：是在穿刺抽液的基础上再注入一定配方的药物以消炎镇痛。在穿刺抽液后注入醋酸泼尼松龙与利多卡因封闭保守治疗，每周一次，一般 3 次可治愈。

3. 手法治疗：通常可以局部按摩，然后服用抗炎、镇痛药物。

# 第六节　陈旧性半月板损伤

半月板作为膝关节的填充物，可以使股骨髁和胫骨髁的外形相匹配，减少了股骨和胫骨的直接碰撞，故半月板在膝关节运动时容易出现损伤。半月板损伤是膝关节疼痛及活动障碍的常见原因，多由急慢性损伤所致，以半月板撕裂伤较为常见。急慢性损伤患者常表现为剧烈疼痛，并伴有肿胀、积血等症状。慢性阶段肿胀逐渐消失，但因急性损伤常造成小骨片脱落，患者关节活动大大受限。新鲜半月板损伤如未得到及时治疗、处理，就可能发展为陈旧性慢性半月板损伤。

## 【功能解剖与病因病理】

### 一、功能解剖

半月板是位于膝关节股骨、胫骨之间的纤维软骨。切面为三角形，外侧缘较厚，附着在关节囊的内侧面。内侧缘较锐利，游离于关节腔内（图4-20）。

内侧半月板呈C形，前角附着于胫

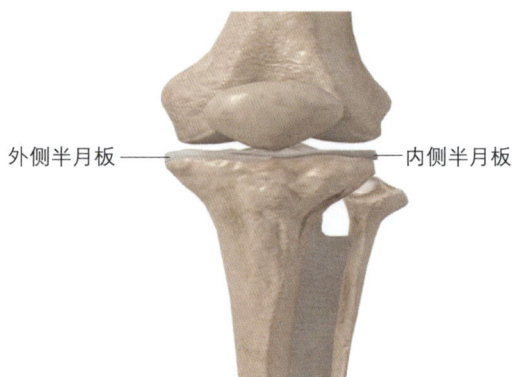

外侧半月板 —— 内侧半月板

图4-20

骨髁间嵴前区，在前交叉韧带和外侧半月板前角的前方；后角附着于胫骨髁间嵴后区，在外侧半月板后角和后交叉韧带之间。

外侧半月板呈O形，前角附着于内侧半月板前角和前交叉韧带之间，后角处于胫骨髁间嵴与后交叉韧带之间。

## 二、病因病理

膝关节半月板最容易损伤的体位是膝关节由屈曲到伸直运动过程中，同时伴有旋转运动时发生，所以篮球运动员最易损伤半月板。在半屈曲位时，膝关节周围的稳定装置如肌肉、韧带都比较松弛，此时关节不稳定，可发生内收、外展、旋转活动，容易造成半月板损伤。

# 【诊断】

## 一、诊断要点

1. 症状：伤后关节疼痛、肿胀，有弹响和绞锁现象。

2. 体征：膝内外间隙压痛；慢性期股四头肌萎缩，以股四头肌内侧尤为明显；McMarray征和膝关节研磨试验阳性。

3. 影像学检查：MRI 的 T1WI 成像能够清晰地显示正常软骨的3~4层结构，通过特殊信号反映软骨结构及特征，并可对软骨损伤程度进行准确分级。

## 二、鉴别诊断

1. 滑膜皱襞综合征：髌骨内侧滑膜皱襞可能会引起膝关节绞锁的症状，这一症状与膝关节半月板损伤出现的症状相类似，鉴别要点在于屈膝20°~30°时髌骨内下方可有压痛点，这一症状可与半月板损伤相鉴别。

2. 关节游离体：两者均有绞锁症状，但X线片可以帮助鉴别。

# 【治疗】

## 一、针刀治疗

1. 体位：患者取仰卧位，屈膝30°～50°，脚平放于治疗床上。

2. 定点：髌骨、膝关节间隙（图4-21，图4-22）。

3. 操作：患膝常规无菌消毒，铺洞巾。若膝关节有积液，在针刀治疗之前，应将关节内积液抽出。积液抽出后立即进行针刀治疗。半月板周围的疼痛一般都在髌韧带内侧和外侧。在压痛点处选一点，让针体和胫骨平台大致呈30°角，刺入关节内侧，进行松解剥离。如果在半月板周围的其他处有痛点，可用同样的方法进行松解。出针后，局部创可贴外敷。

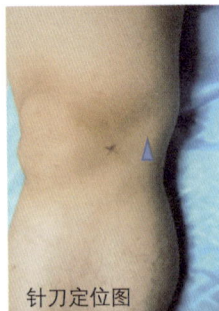

针刀定位图

图4-21

## 二、临床操作要点及注意事项

针体和胫骨平台约呈30°角，刺入关节内侧，进行松解剥离。

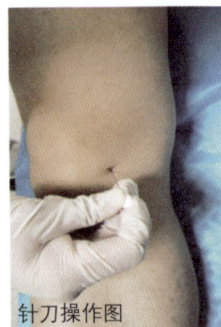

针刀操作图

图4-22

## 三、辅助疗法

配合手法治疗，以外侧半月板损伤为例。患者仰卧于治疗床上，医生一手抓住患侧踝关节上端，另一手拇指顶压在半月板上的压痛点。嘱患者屈膝屈髋，在屈曲过程中使膝关节内收、外旋。在屈曲达到一定程度之后，突然将患肢拉直，在拉直过程中膝关节外展、内旋，同时压住半月板压痛点处的拇指用力推向关节的内下方。拉直之后，患肢不得再做伸屈活动。这样就可将半月板复位。每周一次，两次为一个疗程，连续治疗1～3个疗程。

# 第七节　髌腱炎

髌腱炎，又称髌腱末端病、髌骨韧带炎、"跳跃者膝"，是髌韧带由于长期运动不当或突然运动过量等原因，而导致此段韧带被反复牵拉刺激而发生急慢性无菌性炎性反应。

## 【功能解剖与病因病理】

### 一、功能解剖

髌韧带是股四头肌腱的延续部分，是全身最强大的韧带之一，位于膝关节的正前方（图4-23）。髌韧带起自髌骨尖及其后方的粗面，向下止于胫骨结节处，可防止胫骨前脱位。髌韧带两侧还有内、外侧支持带，可以加强关节囊并防止髌骨向两侧脱位。

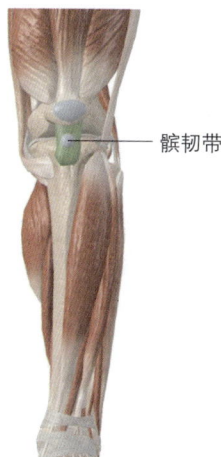

髌韧带

图4-23

### 二、病因病理

在膝部股四头肌肌力明显减弱和屈、伸肌群力量差距明显时，会直接影响到髌腱的作用力臂，导致股四头肌收缩产生的工作效率下降。尤其股内侧肌肌力相对不足，影响髌骨的运动轨迹，产生髌股关节运动轨迹异常，导致髌腱近端止点装置的受力改变。随着髌腱反复张力负荷的存在，髌腱及腱围增粗增厚，腱与腱周围粘连，腱周围充血、水肿、肥厚、血管侵入髌腱内。髌骨尖端，髌腱止点增高、变硬变韧、可触到骨质增生。

# 【诊断】

## 一、诊断要点

1. 症状：髌骨韧带和胫骨粗隆处有疼痛，膝关节活动障碍，跛行，髌前下疼痛，患膝有上下楼梯痛、半蹲痛或跑步痛。

2. 体征：膝关节髌下（即胫骨粗隆髌韧带附着点）、髌尖有明显压痛，髌腱增粗，压髌试验阳性。行走和跑步疼痛明显，屈膝半蹲位时疼痛明显加重。伸膝功能减弱，伸膝抗阻试验阳性。

3. 影像学检查：X线片早期无明显异常，后期部分患者可见关节边缘有轻度的增生或腱肿大，钙化点。膝关节MRI平扫或其他影像学检查可见髌腱周围炎性反应病灶。

## 二、鉴别诊断

髌骨骨折：两者可有相似的外伤史，且可出现相同部位的压痛，但髌骨骨折的髌骨轴位像可见明显骨折征象，可与之相鉴别。

# 【治疗】

## 一、针刀治疗

1. 体位：患者取仰卧位，屈膝加垫至 70° 左右，以舒适为度。

2. 定点：髌骨尖端、胫骨结节（图4-24、图4-25）。

3. 操作：在操作点对皮肤进行常规消毒，选用合适针刀进行操作。常用点1在髌骨下极的髌韧带附着点两侧，将刀口平行与髌纫带纤维走向一致垂直刺入。先施以纵向疏通，再进行横向剥离，后再将刀锋朝向至髌尖下端，穿透髌韧带。手下有落空感立即停止进刀，并施以纵向疏通、横向剥离，觉有松动感后出刀。常用点2在髌韧带

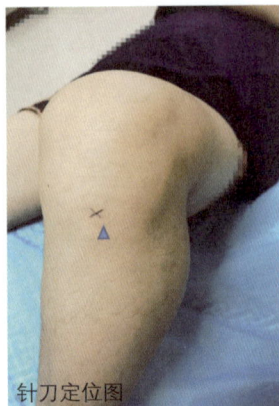

针刀定位图

图4-24

止点胫骨结节处。将刀口与髌韧带平行，垂直刺入直达骨面。先以纵向疏通，再进行横向剥离。如有硬结则调整刀口纵向切开，觉手下松动后可出刀。治疗后按压止血3～5min，针孔用创可贴进行贴敷，嘱患者3天内保持创面清洁。每周治疗一次，4次为一个疗程。

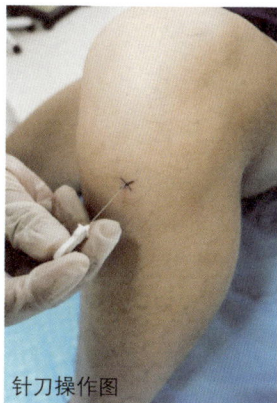
针刀操作图
图4-25

## 二、临床操作要点及注意事项

治疗点必须在髌骨关节面之外进行，进针深度限定在关节腔之外。术后将针及时拔出，注意按压防止出血。

## 三、辅助疗法

1. 静蹲：两脚平行自然分开，脚尖朝前，背部贴紧墙面，臀部收紧。膝关节屈曲下蹲90°～110°，以不引起疼痛为度，下蹲时膝关节不要超过脚尖。每次1～2min，做6～8次。

2. 俯卧抗阻勾脚练习：身体仰卧于垫上，双手交叉放在额头前方，双脚并拢。将弹力带套在单侧踝关节上方后，保持弹力带始终紧绷的状态下，屈曲膝关节，让脚后跟靠近臀部，再慢慢地还原到起始位置。练习时注意臀部不要用力，始终保持骨盆稳定。每组15～20次，做4～6组。

3. 单腿屈膝练习：站姿，双手叉腰，患腿单腿自然站立，另一侧腿离地保持平衡后，让患腿缓慢自然地做屈膝屈髋动作。练习过程中患侧膝关节不超出脚尖，悬空腿的脚尖靠近地面但不着地。每组8～10次，做4～6组。

4. 抗阻侧滑步：将弹力环套在双膝关节上，双脚打开与肩同宽，脚尖向前微屈膝。小步侧向移动，臀部收紧，上身挺直。20步为一组，做6～8组。

5. 单腿硬拉：身体保持直立，患腿支撑地面，微微屈膝，健侧腿向后抬起，同时屈髋使身体前俯，与抬起一侧腿尽可能与地面平行，再缓慢放下还原。6次为一组，做3～5组。根据康复的程度，可选择手持不同重量的哑铃，以增加练习的难度和康复的效果。

# 第八节　髌下脂肪垫损伤

髌下脂肪垫损伤又称髌下脂肪垫炎或髌下脂肪垫肥厚。是由损伤或劳损及膝部其他疾患引起的髌下脂肪垫的炎性疼痛。该病以缓慢发病为特点，膝前痛及膝关节功能障碍是其主要的临床表现。多与膝关节滑膜炎并发，常被误诊为风湿性关节炎。

## 【功能解剖与病因病理】

### 一、功能解剖

髌下脂肪垫位于髌骨尖后方的翼状皱襞外侧面，是填充于髌骨、股骨内外侧髁与胫骨内外侧髁关节面，纤维层与滑膜层之间的脂肪组织。它在髌骨的正下方，附着于髌骨尖后方的粗糙面，向下紧贴髌韧带上段的后侧，止于髌韧带下囊的后壁，呈楔形。

局部解剖：在翼状皱襞中部的尖端，附着于股骨髁间窝前缘的顶部，形成黏液韧带，也叫滑膜皱襞，它将脂肪垫系于股骨。髌下脂肪垫随膝关节的屈伸运动而被上下牵拉，且伴同关节的运动随时改变形状，这一解剖特点对人体具有重要意义（图4-26、图4-27）。

### 二、病因病理

正常的膝关节在伸直时，髌下脂肪垫随股四头肌牵拉而向上升移；屈曲时脂肪垫也相应下降并被挤夹在股骨髁（包括髁间窝）与髌骨之间。膝关节生物力学研究认为，髌股关节从伸直位到完全屈曲，髌骨在股骨髁上向下滑动约7cm。如上下楼梯。当膝关节屈曲约90°时，髌股关节及作用力的峰值可达体重的3.3倍，是平地行走时的7倍。膝关节屈曲度愈大，股四头肌张力也愈高，所合成的髌股关节反作用力也愈大，因而对髌下脂肪垫的挤压也越重。当伸膝时，股四头肌牵拉髌骨与髌下脂肪垫向上，以免嵌夹于胫股关节面之间，股四头肌肌力减弱，脂肪垫不能充分

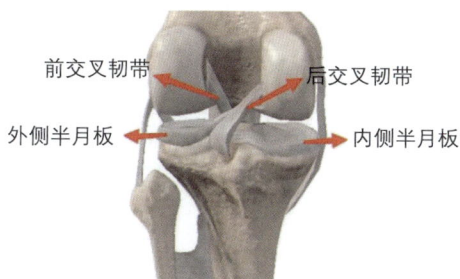

图4-26

前交叉韧带　后交叉韧带　外侧半月板　内侧半月板

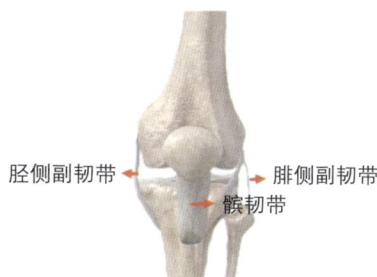

图4-27

胫侧副韧带　腓侧副韧带　髌韧带

向上牵拉，可被夹于胫股关节面而致伤。反复创伤可引起脂肪垫内出血，进而肥厚变性，所以膝关节的反复屈伸运动是髌下脂肪垫损伤的主要原因。膝关节的直接撞击等外伤，如人自高处坠落，或膝前方直接受到打击，膝关节过伸畸形，均可导致脂肪垫发生水肿，长期变为肥厚。此外，脂肪垫周围组织的炎症蔓延，特别是滑膜的炎症蔓延，也常可使脂肪垫发生炎性反应和脂肪变性，甚至发生脂肪组织破坏。髌尖后小粗面脂肪垫附着处可因急慢性损伤而引起无菌性炎症，该处是脂肪垫活动的牵拉应力集中区，其丰富的神经末梢受到炎症的化学性刺激会引起膝痛等症状。长期持续性膝前痛又会继发组织痉挛，影响血液循环，加速关节内骨组织的肥大性改变。疼痛不愈，脂肪垫本身也会随之痉挛和变性，使其失去减少摩擦的作用，变性组织反而和髌韧带摩擦加剧，使髌韧带与脂肪之间出现炎症甚至粘连，从而限制膝关节的运动。

## 【诊断】

### 一、诊断要点

1. 患侧下肢有明显的剧烈过伸活动的致伤史；膝关节频繁活动的劳伤史。

2. 膝关节内酸痛，髌骨前下部持续性钝痛为该病的主要特征。双侧对比，可见股四头肌，特别是股四头肌内侧头常发生萎缩。下肢无力，屈伸不便。

3. 髌骨尖下缘压痛明显，髌韧带两侧膝处压痛，髌韧带两侧均有肿胀，髌韧带与髂胫束之间肿胀向外的突出最为明显。病程较长者，在触摸两膝眼处时有皮革样的增厚或呈结节状。

4. 膝关节过伸位时疼痛加重，髌腱松弛试验阳性。髌腱松弛试验：患者平卧，膝伸直，医生一手拇指放于内膝眼和外膝眼之间（即髌韧带处），另一手掌根放在前一拇指背上，放松股四头肌（髌腱松弛）逐渐用力向下压拇指，压处有明显疼痛感。若令患者收缩股四头肌（髌腱紧张），重复以上做法，且压力相等，出现疼痛减轻者，为髌腱松弛试验阳性。

## 二、鉴别诊断

急性期髌下脂肪垫损伤需与半月板绞锁相鉴别。

# 【治疗】

## 一、针刀治疗

1. 髌骨尖下缘压痛明显者：可嘱患者仰卧，患肢伸直放松。术者立于患者右侧，左手拇指、食指分开，下压推顶髌骨底，令其尖部上翘（图4-28、图4-29）。术者右手持针刀，刀口线与髌韧带纤维方向平行，针刀向髌骨尖刺，达骨面后，将刀刃转动90°使刀刃方向与髌内面平行。使针刀贴髌骨下骨面刺入，在髌尖后小粗面上切割松解，扇形摆动针体，松解髌骨粗面处脂肪垫的变性组织，必要时可配合该部封闭治疗。

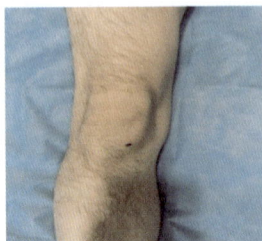

图4-28

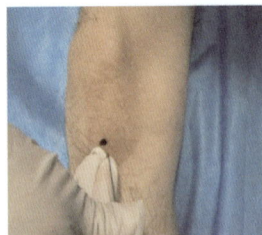

图4-29

2. 髌韧带中点压痛明显，髌腱松弛试验阳性者：提示髌韧带与脂肪垫交界处有炎性粘连。嘱患者仰卧、屈膝90°～100°，助手握患侧下肢踝关节固定，术者立于患者右侧。刀口线与髌韧带的纤维方向一致，针体垂直于皮肤，在压痛点处进针。刺达髌韧带与脂肪垫交界处，术者手下阻力感突然减轻时，纵向疏通剥离。然后将针体向刀口线垂直的方向倾斜针体约与髌韧带平面呈15°角，刺入髌韧带与脂肪垫之间做通透剥离，扇形摆动，将髌韧带和脂肪垫之间的粘连分剥开来。然后将针体再向相反方向倾斜与髌韧带平面呈15°角，重复上述手术方法，将髌韧带与脂肪垫的另一侧粘连剥离开来，出针。

3. 若髌骨下小粗面部位及髌骨与胫骨之间均有明显压痛，则反映髌下脂肪垫的损伤范围较大。治疗时应在上两个治疗部位同时松解治疗。有时也可采取双膝眼进针法操作：嘱患者仰卧位，患侧下肢微屈曲、腘窝下垫枕。刀口线与下肢纵轴平行，针体倾斜45°，针尖指向髌骨尖下缘方向，于内外膝眼处进针，刺达髌骨下小粗面，紧贴骨面切开铲磨后扇形剥离。然后刀口线与髌韧带内缘平行，针体紧贴髌韧带内缘刺入髌韧带与脂肪垫之间行通透剥离法。双侧操作方法相同。

## 二、临床操作要点及注意事项

1. 术后注意休息，勿过度活动患侧膝关节，勿负重行走，防寒保暖。
2. 症状缓解后，应加强股四头肌的锻炼，恢复髌骨和股骨在运动中对脂肪垫的牵拉作用，以避免脂肪垫嵌入关节间隙遭到挤压而损伤。

## 三、辅助疗法

物理治疗包括电针、低频超声波、超短波治疗等。口服非甾体类抗炎药物。

# 第九节　腓总神经卡压综合征

腓总神经卡压综合征是指腓总神经从坐骨神经分出后至进入小腿前外侧肌群的走行过程中，因骨折、外伤、慢性损伤、医源损伤或肿物压迫等因素造成腓管内压力增高，压迫腓总神经引起其支配区出现不同程度的肌无力及感觉障碍等症状和体征。

## 【功能解剖与病因病理】

### 一、功能解剖

自坐骨神经分出后，于腘窝上角分为胫神经和腓总神经，腓总神经于腘窝处沿股二头肌内侧缘斜向外下，穿过腘窝外上方，到达股二头肌腱和腓肠肌外侧头之间，经腓骨长肌深面绕过腓骨颈，在该处分为腓浅神经和腓深神经。腓浅神经于腓骨长、短肌间下行，其肌支支配腓骨长、短肌，于小腿下 1/3 处穿出深筋膜，形成皮支分布于小腿前外侧下部、部分足背和趾背（图4-30）。腓深神经经趾长伸肌和胫前肌间向下至踝关节前方，长伸肌腱和伸肌支持带的深处，直至足背，与足背动脉伴行。腓深神经在小腿的分支到达前群各肌，并在足背分支至足背肌。

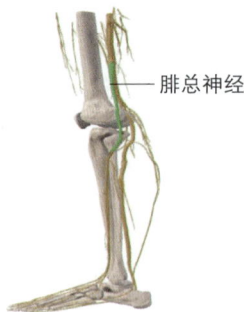

腓总神经

图4-30

## 二、病因病理

1. 解剖因素：腓总神经在腓骨颈处紧贴于骨且位置表浅，周围软组织较少，移动性差，所以容易在该处受损。

2. 外在因素：压迫性是最常见的病因，还有许多因素也会造成腓总神经的卡压。包括如胫骨平台骨折、腓骨颈骨折，骨痂形成过程中对腓总神经形成的压迫；膝关节脱位及踝关节内翻损伤、撕裂伤和直接钝性损伤等可使腓总神经受到突然的牵张或压迫而受损；下肢手术、石膏固定、加压包扎等所致腓总神经受压。

卡压腓总神经的原因各有不同，其病理过程却完全相同，即它们都是对腓总神经造成挤压。对神经干挤压、摩擦的结果是神经和其周围软组织的水肿、充血、机化、纤维粘连，又因恶性循环，最终导致腓总神经受卡压而致病。

## 【诊断】

### 一、诊断要点

1. 症状：开始时主诉小腿外侧疼痛，行走时加重，休息后减轻，随后逐渐出现小腿酸胀无力、易于疲劳，小腿外侧及足背感觉减退或消失。胫骨前肌、趾长伸肌、踇长伸肌以及腓骨长肌、腓骨短肌不同程度的麻痹可引起足下垂并且轻度内翻。急性卡压的患者多在一次局部压迫后出现小腿侧及足背感觉障碍、足下垂。在腓总神经卡压引起完全性损伤的患者，可见足下垂，行走时呈跨越步态，小腿外侧及足背感觉障碍，伸足、伸趾、足背伸、足内外翻障碍，小腿前外侧肌群萎缩。

2. 体征：小腿前外侧感觉异常、肌力减退；腓骨头颈部压痛、Tinel征阳性；被动足内翻引起疼痛或加重。

3. 辅助检查：

（1）肌电图检查：检测患肢腓总神经传导速度，减慢且波幅降低，提示腓总神经传导障碍。

（2）高频超声检查：神经受压的超声图像可表现为患侧神经较健侧增粗，回声降低，内部结构模糊不清，神经干受压处变细。

（3）MRN检查：MRN 检查可以显示被测神经的信号变化，明确神经的受压位置，以及是否发生神经周围解剖结构改变。

## 二、鉴别诊断

腰椎间盘突出症：症状较重的腰椎间盘突出症，也有可能小腿前外侧皮肤感觉异常、肌力减退，但腓总神经卡压综合征无直腿抬高试验阳性体征。

# 【治疗】

## 一、针刀治疗

1. 体位：患者取仰卧位，暴露患肢。

2. 定点：腓总神经卡压一般在腓总神经绕腓骨头处，确定压痛点（图4-31、4-32）。

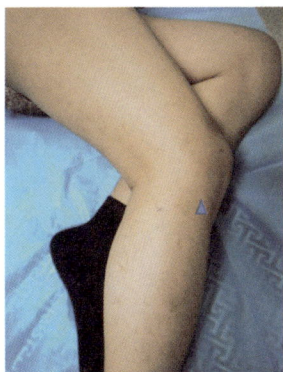

图4-31

3. 操作：腓总神经卡压一般在腓总神经绕腓骨头处。局部卡压有压痛、结节。针刀松解神经的卡压，症状会有恢复倾向，恢复程度与神经损伤程度与时间有关。腓骨头点：在腓骨头下方11.5cm的前外侧或腘窝外侧股二头肌长短头腱内侧缘。常规消毒后，刀口线与腓总神经走行方向一致，针体与皮面垂直，于腓骨头外侧、腓骨头尖部分别快速刺入皮下，缓慢到达骨面，贴近骨面，于股二头肌腱止点处、腓骨长肌腱起始部进行铲剥，刀下有松动感即可出针，局部压迫2～5min。若出现神经刺激后局部抽痛、放电感及时退针。

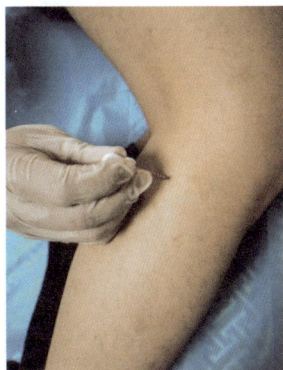

图4-32

## 二、临床操作要点及注意事项

针刀在腓骨小头处治疗时勿太靠后，且防止针刀的滑动，以免伤及坐骨神经。腓总神经卡压综合征治疗后，让患者反复蹲、起，并帮助患者进行足内、外翻动作数次。

## 三、辅助疗法

1. 物理治疗包括电针、低频超声波、超短波治疗、肌电生物反馈治疗、静磁场治疗等。

2. 非甾体类抗炎药和皮质类固醇肌肉注射、局部封闭、规律服用营养神经药物等方法。

3. 治疗的同时应每月进行电生理学检查及临床检查，以监测病情的变化。对于保守治疗3个月无效者、难治性病例、有压迫性肿块及严重传导改变的病例，应尽早考虑手术治疗。

# 第十节　跗管综合征

跗管综合征是指胫后神经血管及经过踝关节内侧纤维骨性隧道的胫后肌腱受压，而产生的一系列症状，又称跖管综合征或踝管综合征。大部分由踝关节损伤导致，急性损伤多发生于青壮年，男性多见，多数为从事体力劳动或体育运动者。慢性损伤多发生于年龄较大者。

## 【功能解剖与病因病理】

### 一、功能解剖

跗管系踝关节内侧的纤维骨性隧道，长2～2.5cm，其顶部由屈肌支持带组成，起于内踝尖，向下、后止于跟骨内侧骨膜，宽2～2.5cm，厚约0.1cm，质地坚韧，现代医学将其称之为分裂韧带。深部则为跟骨、距骨及踝关节的内侧关节囊，跗管内有胫后肌、趾长屈肌腱、胫后血管、胫后神经以及踇长屈肌腱，在神经血管和肌腱之间有纤维间隔和少量脂肪结缔组织。胫后神经（内含有丰富的自主神经纤维）通过内踝后方，在屈肌支持带下方发出1~2支，支配足内侧皮肤，由胫后神经通过跗管后发出的足底内侧神经支，支配5块趾短屈肌、第一蚓状肌及内侧3个半足趾的皮肤感觉。足底外侧神经支潜入足展肌深面，经足跗面，支配跗方肌、足趾展肌和外侧一个半足趾的感觉（图4-33、图4-34）。

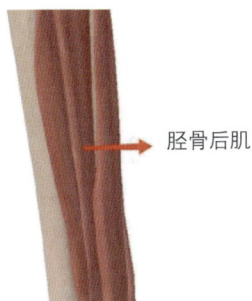

图4-33

胫骨后肌

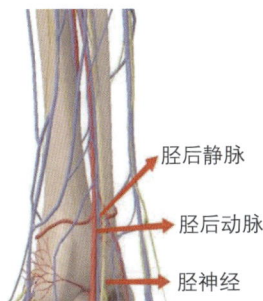

图4-34

胫后静脉
胫后动脉
胫神经

## 二、病因病理

产生本症的主要病因是踝部扭伤、骨折畸形愈合或局部慢性劳损产生的腱鞘炎，或由于足的外翻畸形以致分裂韧带紧张性增加，加深了对胫后神经、血管、肌腱等的压迫。从而造成韧带和肌腱部分撕裂，慢性少量出血、水肿及继发的组织纤维化，跗管内容物体积因此增大。如踝内侧及邻近部位的脂肪瘤、腱鞘囊肿、胫动脉瘤、胫静脉瘤、神经和骨的相关肿瘤等，可直接或间接压迫胫后神经。又因跗管为骨性纤维管缺乏伸缩性，不能随之膨胀，因而形成相对狭窄。管内压力增高，最先受影响的是胫后神经外膜上的小动脉或小静脉，导致毛细血管血流量减少、神经缺氧，进而毛细血管内皮细胞受损，蛋白漏出，造成水肿，又转而增加管内的压力，进一步压迫神经外膜的血管。一般认为，神经症状的轻重很大程度上取决于神经营养血管循环的状态，以及外来压迫性因素持续时间的长短。

## 【诊断】

## 一、诊断要点

1.少数有踝关节外伤史，大多数可无明显诱因而发病。

2. 内踝后不适，足底、足跟疼痛、麻木。

3. 分裂韧带和踇展肌在跟骨的止点压痛。踝管部有梭形肿块，压痛。

4. 踝关节过度背伸、足外翻时可使疼痛加剧。踝管处Tinel征阳性。

5. 肌电图检查，提示胫神经传导速度减慢。X线片可见距骨内侧有骨质增生。

## 二、鉴别诊断

踇痛症：是一种症状诊断，多见于30岁左右的女性，以穿尖头高跟鞋者好发。早期症状有前足掌部疼痛、灼痛或束紧感，严重者疼痛可累及足趾或小腿，一般在更换鞋子后缓解。检查时踇骨头外有压痛，可伴有胖胀，足趾可呈屈曲畸形。

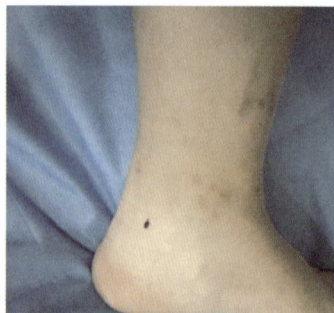

图4-35

# 【治疗】

## 一、针刀治疗

患者侧卧于治疗床上，患侧在下，将患足内踝朝上，用沙袋将踝关节垫平稳。在内踝后下缘与足跟骨后缘画一直线，内踝前缘与跟骨底内侧前缘画一直线，两条直线间即为分裂韧带。在分裂韧带前后缘的上下端分别取两个进针点（图4-35、图4-36）。

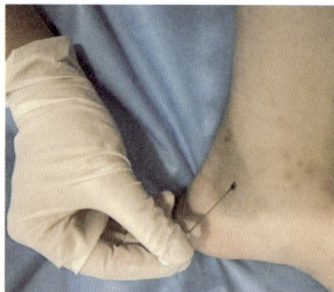

图4-36

刀口线与分裂韧带的纤维方向垂直，即与胫后神经走行方向平行。针刀刺破皮肤、皮下组织、分裂韧带达骨面。稍提针刀，切断部分分裂韧带纤维，有坚韧组织一并切开。再在支持带两端沿韧带内缘用通透剥离法松解。

## 二、临床操作要点及注意事项

1. 保持局部的清洁干燥，避免感染。

2. 给予适当的局部制动，以减少刺激。因为针刀操作之后，局部组织会有一定程度的损伤，出现轻微出血，减少活动有利于止血。

## 三、辅助疗法

1. 推拿治疗：取穴：太溪、昆仑、承山、三阴交、内外膝眼、委中、阴陵泉等。

2. 手法治疗：擦法、揉法、搓法、拔伸法、推法等。

# 第十一节　跗骨窦综合征

跗骨窦综合征是指跗骨窦区疼痛，足旋后或内收时加重，且伴有小腿、足跟、足底部疼痛及行走时局部疼痛，尤其在不平的路面，大部分患者伴有打软症状，但无机械性不稳等为主要临床表现的综合征。常因创伤或者炎症等原因造成，加之跗骨窦区域解剖结构较为复杂，造成临床治疗较为困难，病情迁延难愈，影响患肢功能。

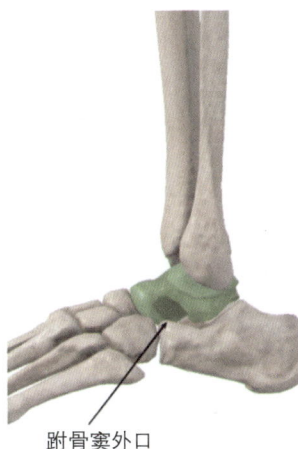

跗骨窦外口

图4-37

## 【功能解剖与病因病理】

### 一、功能解剖

跗骨窦位于足外侧面距骨颈和跟骨前外面之间，界限是：底为跟骨上面，恰好在跟骰关节面后方，内界为距骨颈，上界为距骨体，外界为距骨外侧突。跗骨管为跗骨窦向后内侧缩窄形成的管，开口于跟骨载距突后方。前界为距跟舟关节囊后壁，后界为距下关节囊前壁，顶为距骨沟，底为跟骨沟（图4-37、图4-38）。

跗骨窦及跗骨管位于距骨和跟骨之间，是一个锥形的腔隙。跗骨窦和跗骨管是一个解剖整体，其方向

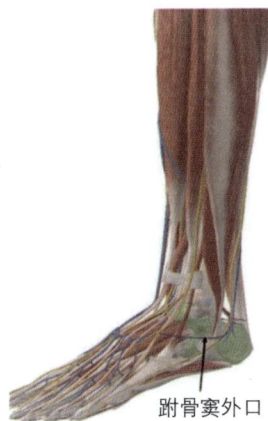

跗骨窦外口

图4-38

为足的前外侧至后内侧，大约与跟骨外侧面呈45°角。因跗骨窦区域里的韧带处在距下关节外侧，因此，其主要作用为限制后足内翻，起到稳定距下关节的作用。内含韧带、脂肪、血管和神经等结构。

1. 韧带：跗骨窦内主要有两条韧带。①颈韧带位于跗骨窦外口前部，表面与深筋膜附着，覆盖住跗骨窦外口，此韧带有限制距骨前移和向内移位，防止足过度内翻的作用；②距跟骨间韧带由许多强韧的纤维束构成，位于跗骨窦内，起自跗骨窦的顶部，斜向外下方，止于跟骨后关节面的前方，与距跟关节囊的前壁相移行，此韧带可以防止足向后脱位。伸肌下支持带的外侧根均附于跟骨沟，其余腔隙内有疏松的脂肪组织、感觉神经末梢和跗骨窦动静脉。

2. 神经血管：跗骨窦外侧面均为细小的神经血管分布，足背动脉、外踝前动脉、腓动脉穿支和跗外侧动脉发出分支支配跗骨窦及外口周围。深入跗骨窦内的血管称为跗骨窦动脉，跗骨窦血管虽然由许多较细的血管组成，但均来源于足背动脉或腓动脉。距骨的血供主要来自跗骨窦动脉及跗骨管动脉，前者主要为足背动脉、外踝动脉的分支以及腓动脉的浅支，后者为胫后动脉的分支。跗骨管动脉和跗骨窦动脉及其吻合支最为重要，供应距骨体中、外2/3以上区域的血运，三角支发出分支从内侧面供应距骨体内侧1/3。因此，跗骨窦动脉和跗骨管动脉是距骨和跟骨的重要血供来源。在跗骨窦进行治疗操作时，应考虑是否会损伤窦内血管影响距骨和跟骨的血供。

总之，跗骨窦是一个自后内向前外的圆锥形腔隙，由距骨沟和跟骨沟组成。其间由颈韧带、距跟骨间韧带、伸肌支持带外侧根紧密连接两骨，其血供有跗骨窦动脉、跗骨管动脉及相关静脉。外侧腔隙较大称为跗骨窦，内侧腔隙较小呈管状称为跗骨管。

## 二、病因病理

临床上，导致跗骨窦综合征的病因较多，创伤因素占比较大。如跗骨窦周围肌腱韧带的损伤和创伤后的关节纤维化，继发于创伤后的炎症因素也不可忽视。此外，跗骨窦内肿瘤、足部畸形如扁平足继发胫骨后肌腱损伤，以及长期外固定治疗不当也是原因之一。

病理变化可能是由其中的滑膜增厚、腱鞘囊肿等引起，在外伤引起的病例通常有距跟骨间韧带、颈韧带等的部分撕裂，这也是导致本体感觉障碍的原因。在类风湿性关节炎、痛风以及色素沉着绒毛结节性滑膜炎的患者中，脂肪垫与滑膜炎症普遍存在。

1. 跗骨窦内韧带损伤机制：跗骨窦内的韧带能够稳定距下关节，并构成保护关节囊的前后屏障作用。其中距跟骨间韧带形如吊带，保持距骨和跟骨在行走运动时对齐，承受应力较大，在稳定距下关节中起重要作用。在足的内外翻过程中该韧带被拉紧，此时也容易损伤。颈韧带是窦内韧带中最强壮的韧带，具有限制距骨前移和足过度内翻的功能，但同时也是最容易损伤的韧带。颈韧带损伤后，跗骨窦外口扩大，距下关节内滑膜炎，滑膜、脂肪垫等软组织嵌顿和韧带组织瘢痕形成。同时窦内脂肪垫和距下关节囊肿存在大量的游离神经末梢，而炎症对神经末梢的刺激产生疼痛。

2. 跗骨窦内压力增高机制：当足受到内翻损伤时，跗骨窦内软组织遭受外力挤压，产生无菌性炎症，窦内软组织增生肥厚、粘连、渗出，局部压力增高、血管损伤致血流进出失衡，局部瘀血、血肿机化压迫窦内压力增高。跗骨窦滑膜中可观察到大量神经元及环层小体、高尔基小体和Ruffini小体。由此可见，跗骨窦蕴含一个庞大的神经网络，神经损伤和本体感受器功能缺失可能是发病机制之一。

## 【诊断】

### 一、诊断要点

1. 症状：有踝内翻或扭伤病史，跗骨窦区疼痛时间较长，足旋后或内收时加重且伴有小腿、足跟、足底部疼痛。行走时局部疼痛，尤其在不平的路面。大部分患者伴有打软腿症状，但无机械性不稳。

2. 体征：外踝尖前下方有明显深部触痛，可伴有局部肿胀，疼痛或不适感可向足趾及小腿部位传导；踝关节做被动内翻或旋后检查时，跗骨窦部疼痛。抽屉试验和内翻试验无踝关节不稳定。

3. 影像学检查：包括踝关节X线、距下关节造影和MRI。X线检查包括踝关节前后位、侧位，一般无异常发现。距下关节造影，侧位片正常的影像为距下关节前部呈略凸的囊状，前端具有细小的锯齿（正常的隐窝）。如果正常的隐窝消失，则提示跗骨窦综合征。MRI可显示跗骨窦韧带部分断裂、软组织水肿。并可除外踝关节、距下关节骨软骨损伤，以及踝关节外侧副韧带陈旧性损伤等。

4. 辅助检查：行诊断性封闭时，在跗骨窦局部注射2%盐酸利多卡因2mL，如果疼痛消失，可确诊。

## 二、鉴别诊断

1. 踝关节外侧副韧带损伤：症状以踝关节不稳为主，压痛点在距腓前韧带或跟腓韧带处，踝关节抽屉试验和内翻试验发现踝关节稳定性差，MRI可显示韧带损伤处。

2. 距下关节损伤：CT或者MRI有距骨下骨软骨损伤征象。

# 【治疗】

## 一、针刀治疗

1. 体位：仰卧位，患肢呈内旋状，足跟上部垫一薄枕。

2. 定点：于外踝尖下1cm、前2cm处，用拇指按压，可感觉到指下明显凹陷。在凹陷中间取一点，为外踝前缘及第三腓骨肌腱外缘之间凹陷处标记为跗骨窦外口（图4-39、图4-40）。

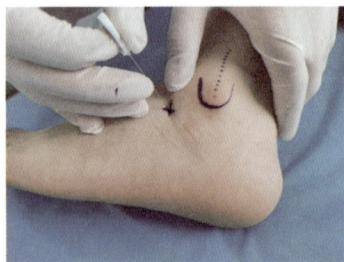

图4-39

3. 消毒与麻醉：常规消毒，铺无菌洞巾，术者戴无菌口罩、帽子、手套。1%盐酸利多卡因注射液局部浸润麻醉。针头破皮，继续深入，待感受到坠空感，说明针头已突破跗骨窦外口。刺入跗骨窦内，注射器回吸无血液，推入药物4～5mL，进行局部浸润麻醉。退出针头后，观察患者3～5min，有无麻药反应。

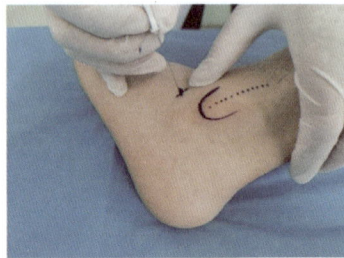

图4-40

4. 操作：术者手持针刀垂直于皮肤表面，快速刺入，通过皮肤及皮下组织。刀刃应与小腿纵轴约呈45°角，刺入关节间隙，可感受到有较为坚韧组织，刃感具有弹性阻力。该处组织为跗骨窦外口处的筋膜，继续刺入后会有落空感。此时稍上提针刀轻微变换角度重新刺入，铲剥3～4次，使跗骨窦外口筋膜充分开放。再行针进入跗骨窦内，刀刃略向后方倾斜，使针刀进入跗骨窦管腔内，在窦内四周铲剥4～5次，使跗骨窦内彻底松解疏通，以达到减压效果。退出针刀，术毕，创可贴覆盖针眼。术毕配合手法摇摆踝关节，可增加疗效（图4-39、图4-40）。

## 二、临床操作要点及注意事项

针刀操作过程中，刺入皮下组织出现落空感时，注意上提针刀转换角度重新刺入，有利于跗骨窦外口处的筋膜充分开放。进入跗骨窦内时注意手中针刀的感觉，注意刺破跗骨窦后方筋膜，使跗骨窦得到充分的切开、松解，这样有利于跗骨窦内的渗液引流。术后患者减少下地负重2～3天，足踝部功能康复训练术后即可开始。做患足足趾的主动活动及足踝部肌肉的收缩训练，增加足踝关节的稳定性。

## 三、辅助疗法

支具、理疗、封闭可用于治疗。中药熏洗等疗法从窦内炎症和高压两方面入手，使药物集中作用于患处，改善局部微循环，促进代谢，从而达到治疗的目的。

# 第十二节　跟痛症

跟痛症是指足跟部跖侧（足跟底部）以疼痛、行走困难为主要症状的疾病。一般分为跟跖侧疼痛、跟后部疼痛和全跟骨疼痛3类，多发生于40～70岁的中老年人，尤以长期从事站立工作、身体肥胖者多见。可一侧或两侧同时发病。

## 【功能解剖与病因病理】

### 一、功能解剖

1. 跟骨：跟骨是足弓的重要组成部分，也是唯一同时参与内外侧纵弓的跗骨，对于维持足弓的正常解剖形态和功能具有重要作用，为前足的血管、神经和肌腱走行提供通道和相应保护。跟骨是个不规则骨，其下面呈三角形，包括后侧的跟骨结节及结节前缘的内外侧突。而内侧突为姆展肌及主要跖筋膜的起点。跟腱止于跟骨结节的粗糙区。跟骨后结节是人体最强大肌肉（比目鱼肌—腓肠肌复合体）的远端止点，在运动时，跟腱牵拉力通过跟骨传递至前足，提供推进的始动力量，而在此过程中，跟骨主要作为杠杆的力臂（图4-41、图4-42）。

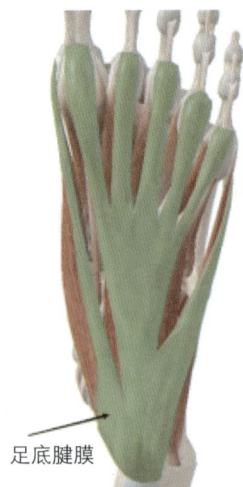

足底腱膜

图4-41

2. 足底腱膜：跖腱膜起自跟骨结节前下方，向前延伸，止于跖趾关节，处于恒定的张力下，维持足弓隆起和足部稳定。跖腱膜由3个部分组成，其外侧部起于跟骨结节外侧突，止于第五跖骨基底部；内侧部菲薄，覆盖于姆展肌的深面；中央部（临床上跖腱膜通常指此部）起自跟骨内侧结节，向远端扩展至5个跖趾关节下形成束带，并止于近节趾骨基底的骨膜。足底腱膜中间部很强大。足底腱膜是一种广泛的、多层次的纤维腱膜。足跟垫跖侧皮下是纤维脂肪组织，而筋膜表面覆盖有肌肉和神经血管结构（图4-41、图4-42）。

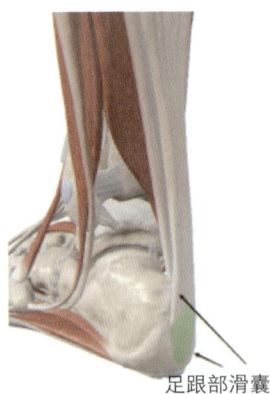

足跟部滑囊

图4-42

3. 足底脂肪垫：跟骨脂肪垫对后足有重要的缓冲作用。其结构为蜂巢状的纤维弹性隔，其中充满了脂肪颗粒。这种脂肪垫的封闭小腔结构为其吸收冲击力提供了完善的机制。跟骨结节周围的纤维隔呈"U"形结构连接跟骨与皮肤。横行及斜行的弹力纤维分隔脂肪形成间隔以增加纤维隔的强度。跖腱膜相对缺乏弹性，在步态周期站立相中，当足趾背伸时，沿着跖腱膜的张力增加，拉力传导至跟骨起点，这种负荷传递使足纵弓抬高，被称作"卷扬机"效应。

4. 足跟部的滑囊：包括跟骨滑囊、跟腱滑囊与跟皮下囊。跟骨滑囊位于足底腱膜在跟骨止点周围，跟骨结节与脂肪垫之间；跟腱滑囊位于跟骨与跟腱之间；跟皮下囊位于跟腱与足跟皮肤之间。滑囊有的是单个，有的是多个。

## 二、病因病理

1. 足跟脂肪垫炎：随着年龄增长，足跟脂肪垫的胶原蛋白含量减少，水分降低，弹力纤维减少，均致足跟脂肪垫厚度降低，弹性下降，对足跟的冲击力吸收能力减弱，对足跟部血管神经、肌肉保护能力减弱，诱发炎性反应。足跟脂肪垫炎的发病机制主要是劳损和退变，两种原因引起的无菌性炎症，炎症因子刺激引起充血、肿胀、疼痛，进而破坏足跟部生物力学的平衡，导致足跟脂肪垫炎的加重。

2. 跟部滑囊炎：主要由穿鞋摩擦所致，尤其是女性经常穿高跟鞋，鞋的后跟与跟骨结节之间反复摩擦，导致跟骨结节处滑囊发生慢性无菌性炎症，炎症因子刺激囊壁的神经末梢而产生疼痛，发生本病。

3. 跖筋膜炎：跖筋膜是支撑足弓的重要纤维结缔组织，包括强壮的中央束与较弱的内、外侧束。它们起源于跟骨结节，向远端延伸增宽并在跖趾关节水平分成5条足趾束，每条足趾束再分成2束，走行于屈肌腱的两侧并止于近节趾骨基底部骨膜。跖筋膜炎是一种生物力学过度使用的状态，是持续性微小撕裂和慢性损伤累积引起的退行性病变。所有任何施加在跖筋膜上的机械负荷都被认为是跖筋膜炎的危险因素，包括长期站立、肥胖、过度足内翻或扁平足、踝背伸受限、腓肠肌挛缩以及不合适的跑步姿势等。外伤、劳损及寒冷潮湿易引起跖腱膜炎，尤其姆外翻患者容易患此病。

4. 跟骨骨刺：跟骨内侧突骨刺在X线片上呈鸟嘴状，在骨标本中为片状的骨赘，足跟骨内侧突骨刺并非引起跟痛症的直接原因。只有当跟骨内侧突骨刺致使局部出现无菌性炎症时才会引起跟痛症，并与骨刺的形状和大小有关系。跟骨骨刺的形成原因尚存在争议，有人认为其与跖筋膜的牵拉及身体重力的压迫有关，也有研究认为其与年龄有关，创伤也是引起跟骨骨刺的原因。步态异常会导致跟骨骨刺形成，而引起步态异常的原因包括足底筋膜炎、肥胖、高龄及不良的穿鞋或运动习惯等。此外，遗传因素对跟骨骨刺的形成也有一定影响。

# 【诊断】

## 诊断要点

1. 足跟脂肪垫炎

症状：多发于热爱运动、中老年人及肥胖人群，由于足跟部被硬物刺伤或长期受压迫、风寒湿侵袭而引起炎症。患者足跟下疼痛、肿胀，有潜在压痛，足跟负重区内侧压痛。老年人足跟脂肪垫萎缩变薄，易引起症状。局部可触及纤维束块状物。足跟下疼痛，疼痛为持续性、胀痛为主，长时间站立症状加重，休息和穿软底鞋可缓解。

体征：跟骨跖面有压痛点，但并不局限，有僵硬、肿胀，按之无囊性感。

2. 跟部滑囊炎

症状：外伤或反复摩擦可使跟骨下、后或跟腱后滑囊发生炎症。患者局部疼痛、肿胀，有压痛。如合并感染可引起红、肿、热、痛等典型炎症表现。跟骨跖侧负重面、跟骨结节附近疼痛。长时间站立症状明显加重，休息和穿软底鞋可缓解。大多数为刺痛，少部分为钝痛。

体征：跟骨结节下方肿胀、压痛，按之有囊性感。

3. 跖筋膜炎

症状：患者常有足跟下或足心疼痛，足底有牵扯和紧张感，跟骨结节部位及腱膜中段压痛明显。尤其在晨起以后或休息后刚开始走路时疼痛明显，行走一段时间后疼痛反而减轻。典型症状为足底内侧疼痛，患者常自述晨起第一步疼痛，休息一段时间后重新行走的最初几步疼痛最明显，负重时间延长后加重。行走时足部特征表现为轻度跖屈及内翻。

体征：跟骨结节内侧的局限性压痛，可伴轻微的肿胀及发红。腓肠肌挛缩与跖筋膜炎存在着高度的相关性。Windlass 试验具有特异性，阳性结果为稳定踝关节时，被动背屈跖趾关节引起的足后跟疼痛。

# 【治疗】

## 一、针刀治疗

### （一）足跟部脂肪垫炎

1. 体位：俯卧位，垫高患足。

2. 定点：足跟部阳性反应点。

3. 消毒与麻醉：常规消毒，铺无菌洞巾，术者戴无菌口罩、帽子、手套。1%盐酸利多卡因注射液局部浸润麻醉，注射时采取退出式逐层浸润麻醉，注意回抽针管内无血液。观察麻醉效果3～5min，有无麻药反应。

4. 操作：刀口线与足弓长轴平行刺入皮肤，探索进针穿过脂肪垫至骨面，然后提针刀至皮下，再将针刀切至骨面，使针刀切透脂肪垫全层。纵向切割3~4刀，然后调转刀口线与足弓长轴呈90°，切割3~4刀。出针，局部按压止血，创可贴覆盖针眼。

5. 术后手法：医生双手拇指重叠，用力推治疗点深层组织，扩大针刀松解范围；拇指用力推压足弓，牵拉足底腱膜，进一步松解跖腱膜跟骨附着点；掌跟用力推压患侧足底前方使患足背屈。

### （二）跟部滑囊炎

1. 体位：俯卧位，垫高患足。
2. 定点：足跟部阳性反应点。
3. 消毒与麻醉：常规消毒，铺无菌洞巾，术者戴无菌口罩、帽子、手套。1%盐酸利多卡因注射液局部浸润麻醉，回抽无回血，每点注射1 ~ 1.5mL。
4. 操作：刀口线与足弓长轴平行刺入皮肤，针刀体与皮肤垂直，直达骨面，然后轻提针刀3~4mm，再将针刀切至骨面，行十字切开3~4次以切开跟骨滑囊。出针，按压止血，创可贴覆盖针眼。

### （三）跖筋膜炎

1. 体位：俯卧位，垫高患足。
2. 定点：足跟部阳性反应点及腓肠肌高应力点（图4-43、图4-44）。

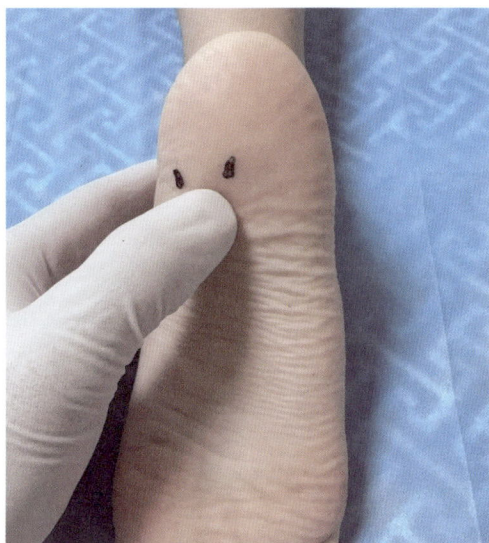

图4-43

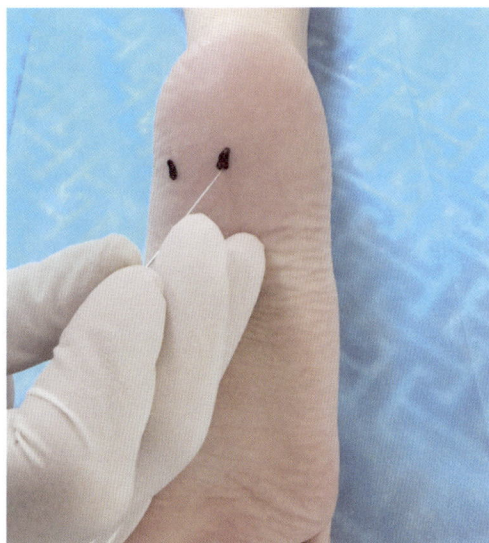

图4-44

3. 消毒与麻醉：常规消毒，铺无菌洞巾，术者戴无菌口罩、帽子、手套。1%盐酸利多卡因注射液局部浸润麻醉，回抽无回血，每点注射1~1.5mL。

4. 操作：刀口线与足纵轴方向一致，垂直刺入，达骨表面后轻提针体退后0.5cm。根据病情需要，先纵向切割，再横向剥离。出针，压迫止血。然后处理腓肠肌、比目鱼肌高应力点。左手固定进针点两侧，刀口线与腓肠肌平行，进针后，在高应力点处，调转刀口。根据病情需要，决定刀口与肌腱的成角，切割1~3下。出针，压迫止血，术毕，创可贴覆盖针眼。

## 二、临床操作要点及注意事项

针刀疗法实施时应注意，不是利用针刀去刮除或切断增生骨质，还应注意有些情况须考虑患侧的腓肠肌、比目鱼肌起止点，甚至腰骶部及臀外侧的压痛点也须一并治疗。

## 三、辅助疗法

包括局部封闭治疗、跟腱跖腱膜牵拉锻炼、佩戴足踝矫形器具（夜间靴、硅胶跟骨垫等）、局部制动、体外冲击波疗法等。针刀治疗后，还需配合康复训练。另外，针刀疗法配合中药内服或中药外用熏洗治疗的近期及远期效果良好，方案优于单纯针刀或单纯中药治疗。